U0308386

知道合方

合方临床三十年得失录

贾春华 主编

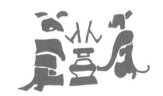

中国中医药出版社

·北京·

编委会

主　编

贾春华

副主编

庞宗然　刘宝山　郭　瑨　黄慧雯　朱丽颖

编　委

（按姓氏笔画排序）

马子密　马思思　马淬兰　刘庆华　孙增为

肖卓然　吴　彤　邱春华　张　蓓　侯星宇　宫春明

自 序

　　合方是指由两首或两首以上已有方剂相合组成的新方剂，"合则成体，散则成始"是判定合方的简要标准。探求合方从"合"字开始应是一个不错的选择，因为"合"字的字义及与其密切相关的几个词，可以对合方做一个很好的阐释。

　　方剂的使用者将两首方剂"合并"到一起，使之"结合"成一首新的方剂；组成合方的方剂之间相互"配合"，且"符合"病人、病证的客观需求，合方与病人、病证亦能够"合拢"到一起，恰有珠联璧合之妙。

　　合方之用，始于仲景，桂麻合方，实开其端。林亿、高保衡校正《伤寒论》，于桂枝麻黄各半汤方后始出"合方"之名。隋、唐、宋、金代各有发展，特别是经刘河间、李东垣、朱丹溪等大家的提倡，于明清之际，合方之应用已蔚然成风。然自唐宋以降，合方之用虽日渐兴隆，终鲜见深究合方之理者。但言某病某证宜某方合某方，而鲜言方与方相合之由，更少论某方与某方不宜相合之理。这不禁让人们想起《伤寒例》中告诫："而执迷妄意者，乃云神丹、甘遂合而饮之，且解其表，又除其里，言巧似是，其理实违。"窃以为合方之制有三大关键，即方剂的相合必须"合情""合理""合法"。合情，谓合乎情理，此处之合情特指适合病人的病情，符合疾病发生之机，它是所有合方的基础。再曰合理，即合乎道理或事理。合方的合理指符合方剂相合的道理，即方剂与方剂相合后可能产生的协同、拮抗、毒副作用等，它是方剂能否相合的根本所在。合法，是指合方创制者将两首或两首以上已有方剂相合是否符合病证的治疗方法，在此是否存在表里先后、新旧缓急等非一致因素，此为合方时的重要参考。《伤寒杂病论》所以能成不朽之作，乃因张仲景"勤求古训，博采众方"。合方的研究与应用，正体现了对前人经验继承基础上的创新，其更得古人精髓，更趋医学真谛。

　　合方体现了中华民族独特的"和合"思想，"和合"的价值观影响了一代代中医学家。在一个守望和谐、期盼万物和合共处文化主导下的中医界，合方使用者所要坚守的是方与人和、方与方和、方与病和的理念。余临证素尚合方，殚思竭虑于此数十年。16 年前《合方研究》在长春出版社付梓，又承担"桂麻合方方与方间协同拮抗关系的药效药化基础""基于归纳法的张仲景合方中方与方间'七情'关系研究"等国家自然科学基金研究项目，相继发表合方相关论文 40 余篇，今应中国中医药出版社之邀，将昔之所得重加厘定，以俟"信而好古"之君子矣。

贾春华

2018 年 5 月于北京中医药大学

目 录

下篇 合方临床应用

绪　论

一、合方源流钩玄

合方，是一类特殊方剂，它是由两首已知方剂相合而构成的新方剂，又可以理解为方剂加减变化的特殊形式，其特殊的功效与相合法则，让人很难以常规药物的加减来阐述。一系列的"特殊"造成了医家于临床上应用多而于理论上探讨少的局面，因而有必要对合方的源流进行简要回顾，使人们清楚地认识合方的历史。

合方的历史主要是由几位医学大家所谱写的，其首创于张仲景，复经刘河间、李东垣、朱丹溪等大家的提倡，始得流传于今。

1. 秦汉时期

秦汉医学的积淀，为张仲景创立合方奠定了方剂学基础。于今本《伤寒论》《金匮要略》中，保留了仲景合方的倩影，如《伤寒论》中桂枝麻黄各半汤、桂枝二麻黄一汤、桂枝二越婢一汤以治表郁轻证，治疗太阳、少阳并病的柴胡桂枝汤；《金匮要略》治疗水气病的桂枝去芍药加麻辛附子汤，治疗腹满而表未解的厚朴七物汤。自此而外，我们尚能看到一些方剂加减后寓有合方的涵义，若桂枝加桂汤，寓有桂枝汤与桂枝甘草汤的合方之旨，桂枝加芍药汤与桂枝汤合芍药甘草汤，桂枝加大黄汤与桂枝汤合芍药甘草、甘草大黄汤，似可理解为一种"合方"。然因研究者审视的差异，只能是见仁见智了。张仲景不仅创制了"合方"之经典，同时垂训了后人，以示"合方"时应审慎。《伤寒例》中明诫"而执迷妄意者，乃云神丹、甘遂合而饮之，且解其表，又除其里，言巧似是，其理实违"。

2. 唐宋时期

隋唐时期，著名医家的典籍中实难找出类似麻桂各半汤的经典合方，但通过对某些方剂的分析，似可看出合方的某些迹象。若《千金要方》的温脾汤，可以理解为四逆加人参汤与大黄甘草汤的合方。可喜的是在敦煌遗书魏晋南北朝时期著作中，我们发现了大玄武汤这首由《伤寒论》真武汤与理中丸相合而成的方剂，这似可说明在隋唐之际有人仍在推崇合方。

然而到了宋金时期，对合方的应用已渐渐抬头，可能与以下因素有关。

其一，宋廷校定出版《伤寒论》，颁行《太平惠民和剂局方》（以下简称《局方》）。《伤寒论》的刊行，使得医家能了解《伤寒论》中的方剂，并且将《伤寒论》视为"祖述大圣人之意，诸家莫其伦拟"，因而出现了众多研究《伤寒论》的医家；又因《局方》有类国家药局所定的特点，因而影响显著，以至出现了《局方发挥》中所谓的"官府守之以为法，医门传之以为业，病者恃之以立命，世人习之以成俗"的势态。同时《局方》中亦不乏应用合方的范例，若著名方剂附子理中丸，实即《伤寒论》中理中丸与干姜附子汤的合方，玉烛散即四物汤与大承气汤的合方。故二书中所收部分方剂成为构成合方的主要来源亦属必然。

其二，医学大家对合方的使用。刘完素，这位河间学派的发凡者，首将仲景大、小承气汤与调胃承气汤合而为一，名曰三一承气汤，并仿《伤寒论》桂麻各半、桂二麻一方意将凉膈散、天水散，合成天水凉膈各半与天水一凉膈半，以治表证兼有内热者。易水学派的中坚李东垣对合方的运用多以汤·丸或汤·散或丸·丸相结合的形式。他的《内外伤辨惑论·随时用药》载以煎五苓散送服半夏枳术丸治伤食兼伤冷饮；《脾胃论·随时加减用药法》以消痞丸合滋肾丸治阴火上逆证。丹溪学派的创始者朱震亨于《丹溪心法卷二·泄泻》中载以五苓散吞服香连丸治热泄；以除湿汤吞戊己丸治湿泄；以治中汤吞感应丸治疗伤食泄；以理中汤加干葛，吞服酒煮黄连丸治疗伤酒泄；以平胃散下小茴香丸治疗五更泄泻。《丹溪心法卷二·溺血》中又载溺血宜先与生料五苓散加四物汤，属虚者宜五苓散和胶艾汤吞服鹿茸丸等。凡此诸种，皆可视作对合方的应用。在此除了为人们所熟知的医家以外，尚有一些医家在应用合方，若王硕于《易简方》中将参苏饮与四物汤相合构成茯苓补心汤治虚劳发热；朱佐于《朱氏集验方》中以四君子汤合黄芪建中组成二妙散以治痔疾，以苏子降气汤下八味丸治疗妇人气上冲心、小腹痛；海藏老人王好古于《医垒元戎》中将四物汤与芩栀汤相合组成栀子六合汤以治妇人伤寒；沙图穆苏于《瑞竹堂方》将四物汤、四君子汤相合组成八珍散以滋养气血，调畅营卫；危亦林于《世医得效方》中合理地将小柴胡汤与二陈汤相合，治伤风伤暑疟。声名显赫医家的倡导，与其他医家各自的研究，虽未能将合方的应用推向高潮，但确使"合方"的应用得以保留延续。

3. 明清时期

宋代对合方的研制与应用，为明清医家应用合方提供了更多的理论依据与范例。被誉为"方剂之祖"的仲景方与一些脍炙人口的经验方，被医家视为组成合方的重要来源。朱橚所撰《普济方》收录了以五苓散合小半夏汤治疗小儿吐泻抽搐；董宿于《奇效良方》中将芎辛散与导痰汤相合以治痰厥头痛；王伦于《名医杂著》中将理中丸与小半夏加茯苓汤相合为丸，制成理中化痰丸以疗脾胃阳虚之痰湿证；虞抟颇具河间、丹溪之遗风，可谓善用合方者，《医学正传·伤寒》明确记载，中暑服白虎汤，证解后以五苓散合天水散饮之，腹胀满、脉沉者以承气汤相合解毒微下，治结胸表不解，以小柴胡汤合小陷胸汤投之，湿热相搏发热用茵陈蒿汤调五苓散，热结甚者以茵陈蒿汤合承气汤下之；吴旻于《扶寿精方》中用小柴胡汤合栀子豉汤治疗食复发热；李梴于《医学入门》中将四君、四物、二陈三方相合组成八物二陈汤，治劳发痰火；龚廷贤于《万病回春》中载制枳实大黄汤，以枳实丸合大黄甘草汤治疗食积腹痛。特别值得提出的是明代医家秦景明，其仿丹溪先生所著《脉因证治》一书中收录了大量合方，仅平胃散一方即合成枳朴平胃散、半苓平胃散、枳桔平胃散、香连平胃散、平胃六一散、平胃四苓散。

清代医家秦之桢禀承家学，继伯祖秦景明之风，致力于合方的应用，《伤寒大白》中不乏对导赤各半汤、平胃保和散、苍术四苓散、二陈导痰汤等合方的收录；陈歧于《医学传灯》中将二母散与补中益气汤相合组成二母补中汤；吴谦于《医宗金鉴》中载有麻黄四物汤、桂枝四物汤、桂枝合白虎汤；徐大椿之《医略六书》中收有吴茱萸四逆汤、二地二冬汤；吴瑭于《温病条辨》中收有承气合小陷胸汤、术附姜苓汤；吴坤安的《伤寒指掌》中有通脉四逆加芍药汤……明清医家所制合方的来源以《伤寒论》方和某些经典性的方剂为主，依据学术源流各有侧重，但皆体现了活用古方，灵活变通的特色。

一项发明从萌始到广泛应用需要一过程，这一过程可以短暂亦可漫长，它不仅需要时间，同样需要环境，需要应运而生的人的推广，特别是一些"大人物"的提倡。合方自东汉至宋的 700 年间，少见有人问津，而于宋后始得流行，在排除文献不足的前提下，足见合方的"发育"竟如此缓慢，而一经官府、名家的倡导，又变得炙手可热。时间令人对发明有一认知的过程，环境为发明提供了适宜抽枝发芽的土壤，而"大人物"与官府的提倡，起到了推波助澜的作用。

二、合方的缘起

合方的缘起是显而易见的，除欲寻求更好的临床疗效外，难有更为恰当的解释。然而仅凭此一点尚难令人信服，因为合方不是解决方证相符以获佳效的唯一途径，其可以走单方加减而不与其他方剂相合的道路。然而古人并未走单纯药物增损的"单行线"，在走单一药味加减的同时也选择了通过合方的形式以期方证的相应。这不得不令人深思，为什么古人在治病过程中会选择通过合方来进行方剂的加减变化？笔者以为这源于古人对已有相合方剂的认识与经验。即相合方剂已分别经前人验证，其组方的合理性、疗效的确切性已毋庸置疑，因而萌发出将已经前人验证的两首或两首以上方剂相合则可能更切中病机的意念，如仲景的麻桂合方，显然是在这一基础上形成的。若无对麻黄汤发汗解表的认知、桂枝汤发汗解肌的掌握，断然不会有麻桂各半汤小发其汗，桂枝二麻黄一汤微发其汗，在发汗之力上的排序。仲景将已经证实发汗力强的麻黄汤与发汗力较弱的桂枝汤有机相合，以冀使之完成小发、微发其汗的使命，而非通过一两味药物的增损来实现的原因业已昭然。似可得出这一结论，之所以合方，而不是单纯药味的加减，是出自合方者对已知相合方剂的信任，这种信任复源于对已知方剂的经验，比随机加减药味的疗效尤为可信或直接。

三、合方的依据

"方从法立，以法统方"的观念在人们的思想中根深蒂固，因而治法是组成方剂的根据已毋庸置疑。然而治法源于辨证，辨证必赖于证候。以"理-法-方-药"体系来看，治法只不过是方剂组成最邻近的依据。缘于合方构成的特点不是重新筛选药物组方，而是将已有方剂相合，即由原来方剂的组成"药药相合"变为合方的"方方相合"，原有方剂的组成、功效、主治、方证病机业已被界定。所以合方的依据除参考治法外，常常会依据先于治法而存在的证候与病机。

1. 依据证候特征

所谓依据证候特征来合方，即通过比较临床表现出的证候特征与方证的相同程度来进行合方。此种方法不必拘于症状表现的完全相同，但求其主症的一致即可。若八珍汤这首合方的创制,即在于抓住了四君子汤治疗面色萎白,四肢无力,气短懒言,不思饮食,瞄准了四物汤解治头晕耳鸣,心悸怔忡,唇爪无华,因而立足于气虚、血虚证的临床特征,将四物、四君相合。

2. 依据病机特点

所谓依据病机特点来合方,是指通过对临床证候的分析,辨明其证候的病机所在,从而选择针对该证病机的方剂相合。这种方法常应用于主症并非显著,但病机相同或相近的情况下。众所周知,病机的相同,并不代表主症一定相同,如同属血虚,即可表现为头晕耳鸣,亦可出现失眠健忘,可以爪甲无华,又可唇舌淡白。因而但求病机的相同,不求于主症的一致,同样可以成为组成合方的依据且有着更多的灵活性。如《金匮要略·水气病脉证并治》的桂枝去芍药加麻辛附子汤,是《伤寒论》桂枝去芍药汤与麻黄附子细辛汤的合方。若仅从主症上去分析,两方无相同的主症,但于病机上却更多接近,皆有阳虚阴凝的病机要点。

依据证候特征与病机特点进行合方是并行不悖的,各自均有其优势所在。依据证候特征合方,有着更为直接、简明的特性,它要求病证与方证的相合,要求对症状的收集、掌握与甄别;依据病机特点来合方,可以弥补临床表现中症状不显著的欠缺,它要求对证候进行更深层次的分析,而不拘于症状的相同,其灵活性显著,宜于更大范围中选择应用合方。然而在二者相对优势的背后又隐藏着各自的欠缺,即依据证候特征易造成合方时的拘谨,依据病机特点来合方易导致合方时针对性的不强。因而如何将二者综合灵活运用需要反复的临床实践。

四、合方中方与方间的关系

"方以类聚",故一首方剂决非简单的药物堆砌,药物各司其职,其间存在着"君、臣、佐、使"的关系。合方同样不是草率的方剂相加,其间同样存在着某些关系,因合方中相合方剂常为两首或三首,因而不可能将方与方之间的关系比照药物间"君、臣、佐、使"去区分,但依据已有合方来看,合方中的方与方之间至少有主辅关系与对等关系的存在。

主辅关系,即在合方中所用方剂有以一首方剂为主,一首方剂为辅的关系。《伤寒论》中的桂枝二麻黄一汤是其代表,该合方以桂枝汤为主,麻黄汤为辅,重在调和营卫,发汗解表为其次;《伤寒直格》中的天水一凉膈半同此。

对等关系,即在合方中所用方剂难分主次,无论君臣,以一种平等的关系出现,《伤寒论》中的桂枝麻黄各半汤为代表,该方调和营卫与发汗解表同时重要,无轻重缓急之分,故该方发汗之力较桂枝二麻黄一汤为强,《伤寒直格》的天水凉膈各半汤同此。

上述合方的内在关系依方剂用量多少而定,忽略了某方在合方中所起作用和该方药力的强弱,而强调方剂所用剂量直接影响着其功效的强弱及在合方中所占地位。

五、合方的种类

从理论上讲,合方的种类是众多的。因每一首方剂间均可以与另一首方剂组合成一首新合方,但临床上以下列合方种类应用为多。

1. 补益类合方

以补益类方剂或与其他功效类的方剂相合组成的合方,统称为补益类合方。补益类合方常以四君子汤、补中益气汤、四物汤、六味地黄丸、八味地黄丸等为主与其他方相合,构成以补气、补血、气血双补、补阴、补阳为主要功效的合方。

2. 和解类合方

以和解类方剂或与其他功效类的方剂相合组成的合方,统称为和解类合方。和解类合方多以小柴胡汤、柴胡疏肝散为主方与其他方剂相合,构成以和解少阳、调和肝脾为主要功效的合方。

3. 祛湿类合方

以祛湿类方剂或与其他功效类的方剂相合组成的合方,统称为祛湿类合方。祛湿类合方多以平胃散、五苓散为主方与其他方剂相合,构成芳香化湿、清热利湿、利水渗湿、温化水湿为主要功效的合方。

4. 化痰类合方

以化痰类方剂或与其他功效类方剂相合组成的合方,统称为化痰类合方。化痰类合方多以二陈汤、小陷胸汤为主方与其他方剂相合,构成具有以燥湿化痰、清热化痰、温化寒痰为主要功效的合方。

5. 温阳类合方

以温阳类方剂或与其他功效类方剂相合组成的合方,统称为温阳类合方。温阳类合方多以理中汤、四逆汤、姜附汤为主方与其他方剂相合,构成具有温中散寒、回阳救逆、温经散寒为主要功效的合方。

6. 清热类合方

以清热类方剂或与其他功效类方剂相合组成的合方,统称为清热类合方。清热类合方多以白虎汤、黄连解毒汤为主方与其他方剂相合,构成以清热生津、清热解毒、清营凉血为主要功效的合方。

7. 泻下类合方

以泻下类方剂或与其他功效类方相合组成的合方,统称为泻下类合方。

泻下类合方多以承气汤为主方，构成具有以泻下为主要功效的合方。

8. 解表类合方

以解表类方剂或与其他功效的类方相合组成的合方，统称为解表类合方。解表类合方多以麻黄汤、桂枝汤为主方，构成具有以辛温解表为主要功效的合方。

以上合方种类概言其大要，其他以理气、理血、治燥、消导为主要功效的合方亦属多见，唯其组方原则与上述所言其义相近，故不复赘言。

六、合方的功效

合方的功效如何评估呢？相合之后的方剂是一种功能的累加，抑或功效的协同，还是将产生某种新的功效？

1. 功效的累加

毫无疑问，合方将具有相合方剂各自的效果，即合方的功效等于甲方与乙方功效之和。这种解释是人们最容易理解与接受的，同时也往往是合方使用者的初衷，若由小柴胡汤和桂枝汤组成的柴胡桂枝汤，既能和解少阳，又可调和营卫，即是小柴胡汤和解少阳与桂枝汤调和营卫的功能的加和。

2. 功效的协同

合方能使相合方剂的功效间产生一种协同作用，即甲方与乙方相合，既有利于甲方功能的发挥，又有益于乙方作用的产生，两方合用有相得益彰之妙。若由四君子汤、四物汤相合而成的八珍汤，既能补气又可补血，变单纯的益气、补血而成气血双补。然"气为血之帅""血为气之母"，气血间互生互化，四君子之益气，焉能不助四物之补血？四物之补血，又怎能不助四君子之益气？

3. 新功效的诞生

合方除相合方剂间的功效累加、协同外，是否能产生一种甲方、乙方均不具备的新功效呢？这是最令人费解困惑的。笔者认为，合方除对所合方剂功效的累加协同外，尚应诞生一种新功效。因合方毕竟是方剂加减变化的特殊形式，药物间的配伍亦产生了新的变化，故不能单纯地以功效累加或方与方间的协同来阐述合方的功能。如《金匮要略·水气病脉证并治》治疗"心下坚，大如盘"的桂枝去芍药加麻辛附子汤，由《伤寒论》桂枝去芍药汤与麻黄附子细辛汤相合而成，而此二方皆不治水气病，亦少言二方有"化饮"之功。然相合后确能"化饮利水"，究其原因，可能源于方剂相合后药物配伍间出现了变化。

七、合方的特点

合方较某一单方而言，具有自身的特点。合方的特点可以从合方所用方剂的特点与合方后的效用来分析。

1. 仲景方、局方等名方是构成合方的主要来源

合方的方剂来源以《伤寒论》《金匮要略》《局方》中所载方剂居多，其可能原因乃在于仲景方与《局方》中所录方剂的组成、功效、主治等已为医家所熟知，习用的结果更使人们对其功效深信不疑。因而在创制应用合方时，自然而然地会将仲景方、《局方》及一些名方组合起来。

2. 相合方剂多药味精简

合方中所使用相合的方剂多是些药味精简、配伍明确的方剂。虽同为仲景方剂或《局方》方剂，但很难见及以仲景麻黄升麻汤与其他方剂相合

组成合方者，这可能与古人组方力求精专，务去庞杂有关。

3. 合方不拘于同煎之一途

单一方剂多共同煎煮，而合方则不局限于将所合方剂共同煎煮，而采用煎煮某方，送服某丸、某散的形式，此则增加了合方服用的途径，令其更趋灵活。这种服用方式的产生可能在于某丸某散已成"中成药"，能随时取用，或因该丸、散中有不便煎煮的药物，因而采用以汤药送丸、散的方式。

4. 合方后拓宽了相合方剂的使用范围

较相合方剂中的任何一首方剂而言，合方的应用范围已被拓宽，单一方剂的不足得到了弥补，毒副作用得以制约。合方更适应病人的体质与病证，体现了中医因人制宜、随证论治的精髓。

八、合方的禁忌

何种方剂能相合为用呢？从原则上而言，凡两方或三方相合能更针对病证，能更好地发挥相合方剂的效用，均可合而用之。反言之，凡两方或三方相合后，使所合方剂的功能衰减，或出现毒副作用，相合之方不能产生功效的累加、协同，或出现新的功效，则不应合而用之。若我们难以见及将发汗解表的麻黄汤与固表止汗的牡蛎散相合而用者，也难以想象将白虎汤与通脉四逆汤相合后的效果，因此类合方难以从理论上进行阐述，也难以从临床中得到验证。若相合方剂有"相反"药物配伍禁忌者，相合时亦应审慎。

科繁本草品彙某并

刪證類之蔡以疏閒其上

家之就以參正天文施

煎成鍰成一校圖而形

盍知載考經而功劾立

永益不壽可疒補選遠

上篇

经典合方

第一章

桂枝汤类合方

一、桂枝二麻黄一汤

[方　　源] 《伤寒论》。

[组　　成] 桂枝一两十七铢（去皮），芍药一两六铢，麻黄十六铢（去节），生姜一两六铢（切），杏仁十六个（去皮尖），甘草一两二铢（炙），大枣五枚（擘）。

[用　　法] 以水五升，先煮麻黄一二沸，去上沫，内诸药，煮取二升，去滓，温服一升，可再服。

[功　　效] 辛温轻剂，微发其汗。

[主　　治] 表郁轻证。

[应用要点] 1. 主症　太阳病，服桂枝汤，大汗出，脉洪大，形似疟，一日再发者。

2. 病机　邪郁太阳，风多寒少，营卫失调。

[方义发微] 桂枝二麻黄一汤为桂枝汤与麻黄汤 2∶1 用量的合方。由于桂枝汤量较桂枝麻黄各半汤的比例增加一倍，麻黄汤用量较之减少，故其发汗力量更小，可称微发其汗。本证所述服

桂枝汤后汗出过多，为汗不如法，故病邪不解，但未引致变证，其病证仍在太阳之表；"形似疟，一日再发者"为邪气客于营卫之间。因本证已大汗出，但表邪未解，故用桂枝二麻黄一汤微发其汗以解散表邪而不伤正。

[方论精选]　邪气稽留于皮毛肌肉之间，固非桂枝汤之可解；已经汗过，又不宜麻黄汤之峻攻。故取桂枝汤三分之二，麻黄汤三分之一，合而服之，再解其肌，微开其表，审发汗于不发之中，此又用桂枝后更用麻黄法也。(《伤寒附翼》)

此与桂枝麻黄各半汤意略同，但此因大汗出之后，故桂枝略重而麻黄略轻。(《伤寒论类方》)

桂枝铢两多，麻黄铢数少，即啜粥助汗之变法。桂枝汤减用四分之二，麻黄汤减用四分之一，则固表护阴为主，而以发汗为复，假麻黄开发血脉精气，助桂枝汤于卫分作微汗耳。第十六铢麻黄，不能胜一两十七铢桂枝、一两六铢白芍，则发汗之力太微，故又先煮麻黄为之向导，而以桂芍袭其后也。(《绛雪园古方选注·汗剂》)

本方解散营卫之邪。(《注解伤寒论》)

是方小发营卫之汗。(《医宗金鉴》)

二、桂枝二越婢一汤

[方　　源]　《伤寒论》。

[组　　成]　桂枝(去皮)、芍药、麻黄、甘草(炙)各十八铢，大枣四枚(擘)，生姜一两二铢(切)，石膏二十四铢(碎，绵裹)。

[用　　法] 以水五升，先煮麻黄一二沸，去上沫，内诸药，煮取二升，去滓，温服一升。

[功　　效] 微发其汗，兼清里热。

[主　　治] 太阳邪郁兼里热轻证。

[应用要点] 1. 主症　发热恶寒，热多寒少，呈阵发性，口渴心烦，脉微弱。

2. 病机　营卫失调兼里热内郁。

[方义发微] 本方为桂枝汤与越婢汤2∶1用量的合方。桂枝汤为辛温之剂，解肌发汗，调和营卫；越婢汤为辛凉之剂，清泻里热并发越郁阳。太阳病，发热恶寒，热多寒少，此为荣卫兼病，乃因风邪多寒邪少所致。脉微弱，微乃微甚之微，而非微细之微，相对于浮脉意指程度而言，表邪仍在，故微发其汗，邪从汗解；口渴心烦虽为内有里热，但本病属表郁轻证，病位仍在气分。故应用二方相合，一温一凉，一则解肌表而和营卫，二则清解里热，达表里双解之功。

[方论精选] 名虽越婢之辅桂枝，实则桂枝麻黄之合剂，乃大青龙以芍药易杏仁之变制耳，去杏仁者，恶其从阳而主气也，用芍药者，以其走阴而酸收也，以此易彼而曰桂枝二，则主之以不发汗可知，而越婢一者，乃麻黄石膏之二物，则是寓微发于不发之中，亦可识也。(《伤寒论条辨·辨太阳病脉证并治下》)

桂枝二越婢一汤，治发热恶寒，热多寒少，而用石膏者，以其表邪寒少，肌里热多，故用石膏之凉，佐麻桂以合荣卫，非发荣卫也。(《医宗金鉴·伤寒论注》)

三、桂枝麻黄各半汤

[方　　源]　《伤寒论》。

[组　　成]　桂枝一两十六铢（去皮），芍药、麻黄（去节）、生姜（切）、
甘草（炙）各一两，杏仁二十四枚（去皮尖），大枣四枚（擘）。

[用　　法]　以水五升，先煮麻黄一二沸，去上沫，内诸药，煮取一升八
合，去滓，温服六合。

[功　　效]　辛温轻剂，小发其汗。

[主　　治]　表郁轻证。

[应用要点]　1.主症　发热恶寒，热多寒少，呈阵发性，一日二三次发，
面赤，身痒，脉微缓。

2.病机　风寒束表日久，邪郁不解。

[方义发微]　本方为桂枝汤与麻黄汤1:1用量的合方，实为二方各取三
分之一药量的合煎。合方之后发汗之力较桂枝汤稍大，较麻
黄汤缓和，是为发汗轻剂，解表而不伤正。面赤，身痒，为
当汗失汗，病邪不解，邪郁于表，不得宣泄，即所谓表郁轻
证，治当使"小汗出"而邪解，方以桂枝麻黄各半汤为宜。

[方论精选]　桂枝汤治表虚，麻黄汤治表实，二者均曰解表，霄壤之
异也。今此二方，合而用之者，乃解其表不虚不实者也。
（《金境内台方议·卷一》）

风寒两受，即所感或轻，而邪之郁于肌表者，岂得自散，故
面热身痒，有由来也，于是立各半汤减去分两，使之小汗，
岂非以邪微而正亦衰乎。（《伤寒论三注·太阳下篇》）

汗出不彻，未欲解也，可小发汗，故将桂枝麻黄汤，各取三
分之一，合为半服而与之，所以然者，以八九日来，正气已

虚，邪犹未解，不可更汗，有不可不汗，故立此和解法耳。（《伤寒来苏集·伤寒附翼》）

桂枝麻黄各半汤尤治痘疮热气如灼，表郁难以见点，或见点稠密，风疹交出，或痘不起胀，喘咳咽痛者。（《皇汉医学》引《类聚方广义》）

四、桂枝加人参附子汤

[方　　源] 《金匮翼》卷三。

[组　　成] 桂枝、白芍各一两半、甘草（炙）一两，附子（炮）半个，人参一两半。

[用　　法] 每服五钱，加生姜三片，大枣一枚，水煎服。

[功　　效] 温阳益气解表。

[主　　治] 阳虚，兼表邪未解。

[应用要点] 1.主症　恶风发汗，漏汗不止，头身痛，小便量少而不畅，四肢微急难以屈伸，脉浮虚。

2.病机　阳气虚衰，腠理不固，营卫失和。

[方义发微] 桂枝加人参附子汤乃由桂枝汤与参附汤组成的合方。方中桂枝汤解肌发表，调和营卫；参附汤温阳、益气。本证由于太阳病汗后之表阳虚弱，属治不如法，致阴阳两伤。太阳病因发汗，腠理不固，遂汗漏不止，太阳之阳气外虚，津液漏泄而不固也；表虚则恶风，为正虚阳气不足；汗出亡津液，致小便难；四肢为诸阳之本，今阳亡液脱，四末失其温煦，故微急屈伸不利；恶寒汗出，头身痛，脉浮，仍属桂枝

汤证。治疗应以桂枝加人参附子汤扶阳益气为主兼以解表，使阳气来复，气化津生，则表邪得解，而不失标本兼顾。

[方论精选]　桂枝加人参附子汤治阳虚腠理不固，恶寒自汗，其脉浮虚。（《金匮翼》）

五、桂枝去芍药加麻辛附子汤

[方　　源]　《金匮要略》。

[组　　成]　桂枝三两，生姜三两，甘草二两，大枣十二枚，麻黄二两，细辛二两，附子一枚（炮）。

[用　　法]　上七味，以水七升，煮麻黄，去上沫，内诸药，煮取二升，分温三服。当汗出，如虫行皮中，即愈。

[功　　效]　温阳散寒，宣散水饮。

[主　　治]　表郁轻证。

[应用要点]　1.主症　心下痞硬如盘如杯，或浮肿，手足逆冷，身冷恶寒，骨节疼痛，四肢麻木不仁。

2.病机　气分，阴阳不通，水饮内停，羁留心下。

[方义发微]　本方为桂枝去芍药汤与麻黄细辛附子汤的合方。合方之后，桂枝去芍药汤以交通阴阳，使阴阳相得，麻黄细辛附子汤宣散水饮。气分病病机为阴阳不通，与少阴病之亡阴亡阳之机相类。是为发汗轻剂，解表而不伤正。药既用桂、甘、姜、枣以和其上，而复用麻黄、附子、细辛少阴之剂以治其下，庶上下交通而病愈，所谓阴阳相得，其气乃行也。

[方论精选]　用附子、姜、桂以生阳之气，麻黄、细辛以发阳之汗，甘

草、大枣以培胃脘之阳，使心下之水饮外达于皮毛，必如虫行皮中，而坚大如盘者始散。(《古今名医方论》)

六、加减桂枝汤

[方　　源]　《症因脉治》卷一。

[组　　成]　桂枝、麻黄、杏仁、甘草、半夏、生姜。

[功　　效]　发汗解表，散饮降逆止呕。

[主　　治]　外感风寒停饮证。

[应用要点]　1.主症　恶寒发热，头身痛，无汗，喘息不宁，语言不便，呕而不渴，脉浮紧。

2.病机　风寒郁遏，水饮内停。

[方义发微]　加减桂枝汤为麻黄汤与小半夏汤的合方。麻黄汤发汗解表；小半夏汤散饮降逆，和胃止呕。恶寒发热，头身痛，无汗，喘息不宁，语言不便，脉浮紧，为麻黄汤证具，属太阳伤寒表实证。呕而不渴，知水饮停留于心下，上逆作呕，乃胃家病，属阳明里证。故本证属于太阳阳明合病，风寒外束，闭郁于表，兼胃有停饮。治疗上单解表不能蠲饮，独散饮表邪不解。因此，二方相合共为解表散饮之效，以解两经之邪。

七、桂枝合白虎汤

[方　　源]　《医宗金鉴》卷五十三。

[组　　成]　桂枝、芍药、石膏(煅)、知母(生)、甘草(生)、粳米。

[用　　法]　引用生姜、大枣，水煎服。

[功　　效]　解肌发表，清热生津。

[主　　治]　风温，壮热多汗，身重睡鼾。

[应用要点]　1.主症　壮热，恶风，大汗出，渴喜冷饮，全身困重，苔黄
　　　　　　　　　　　而燥，脉浮洪或浮大而数。

　　　　　　　2.病机　表邪未解，邪热由卫入分，顺传于胃。

[方义发微]　本方以桂枝汤与白虎汤相合而成。桂枝汤解肌发表，调和
营卫，为仲景群方之首，凡见营卫不和，表邪不解之发热恶
风，头身疼痛，汗出，脉浮等均可用其宣散在表之邪；白虎
汤清热生津，为治疗邪热在阳明胃经，以里热亢盛，无形
邪热弥漫表现的代表性方剂。两方相合既可宣散在表之风
热余邪，又可清在里之无形邪热，卫、气同治，表里同调。
桂枝汤的解肌发表亦有利于在里邪热之清解宣透，白虎汤的
清热生津可防止邪热的进一步内陷。本方若单以桂枝汤则
难清在气之无形邪热，纯以白虎汤难解留连于肌腠之风热余
邪。故两方相合，一则调和营卫以散未尽之表，一则清热
生津以祛在气分之邪。

[方论精选]　按曰：太阳病，烦热无汗而渴，小便利者，大青龙汤证也；
小便不利者，小青龙汤去半夏加花粉、茯苓证也。太阳病，
烦热有汗而渴，小便利者，桂枝合白虎汤证也；小便不利
者，五苓散证。阳明病，烦热无汗而渴，小便利者，宜葛
根汤加石膏主之；小便不利者，以五苓散加石膏、寒水石、
滑石主之。阳明病，烦热有汗而渴，小便利者，宜白虎汤；
小便不利者，以猪苓汤。少阳病寒热无汗而渴，小便利者，

当以小柴胡汤去半夏加花粉；小便不利者，当以小柴胡汤加茯苓。太阴无渴。少阴阳邪，烦呕小便赤而渴者，以猪苓汤；少阴阴邪下利，小便白而渴者，以真武汤。厥阴阳邪消渴者，白虎加人参汤；厥阴阴邪，转属阳明，渴欲饮水者，少少与之则愈。证既不同，法亦各异，当详审而明辨之。(《医宗金鉴》)

八、桂枝四物汤

[方　　源] 《保命集》卷下。

[组　　成] 当归、熟地黄、川芎各二钱，白芍(炒)三钱，桂枝三钱，甘草(炙)一钱。

[用　　法] 加生姜、大枣，水煎服。

[功　　效] 滋肝养血，兼调和营卫。

[主　　治] 妇人经产一切血病，兼风感太阳卫分。

[应用要点] 1.主症　月水不调，崩中漏下，或产后恶漏不下，兼发热，汗出恶风，苔白不渴，脉浮弱。

2.病机　冲任虚损兼营卫不和。

[方义发微] 桂枝四物汤由桂枝汤与四物汤相合而成。是方也，取四物汤补血调血，调理冲任；桂枝汤解肌发表，调和营卫，化气和阴阳之意。本证是妇人经产体虚，复感太阳卫分风邪所致。经产后体虚属里虚，汗出恶风是表虚，二者无轻重缓急之分，故应表里同治。如单以桂枝汤解肌发表，必致汗出太过，里虚更甚；仅以四物汤养血调血，难解留表之

邪，有闭门留寇之嫌。二方相合，既收祛邪之效，又无伤正之虞。

[方论精选] 四物汤乃妇人经产一切血病通用之方，故主之也……风感太阳卫分，发热有汗，本方合桂枝汤，以桂枝、甘草解之，名桂枝四物汤。(《医宗金鉴》)

九、小建中汤合大建中汤（中建中汤）

[方　　源] 大冢敬节所制。

[组　　成] 桂枝 4.0g，甘草、蜀椒各 2.0g，大枣 4.0g，芍药 6.0g，干姜、人参各 3.0g，胶饴 20.0g。

[用　　法] 水煎服。

[功　　效] 温中补虚，缓急降逆止痛。

[主　　治] 习惯性便秘，因开腹术后粘连、肠管狭窄所致肠蠕动亢进或腹痛、便秘，也用于因粘连、肠管狭窄所致轻度肠梗阻。

[应用要点] 1.主症　腹中时痛，喜温喜按，大便秘结，面色无华，呕不能食，心胸寒痛，舌淡苔白，脉沉紧或沉迟。

2.病机　脾胃虚寒，营卫不和，升降失调。

[方义发微] 本方为大冢敬节创制，并命名为中建中汤。患者一般体力较低下，腹壁菲薄，腹肌弹力差，脉弱，气色不佳，易着凉。若不甚虚者可于方中减去饴糖，虚寒甚者加重饴糖。小建中汤与大建中汤俱出自《金匮要略》。小建中汤主治虚劳里急、腹中痛等症，大建中汤主治心胸中大寒痛，呕不能饮食，腹中寒，上冲皮起，出见有头足，上下痛而不可触近

等症。方中饴糖合桂枝、人参、大枣，甘温相得，温中补虚，饴糖、甘草合芍药，苦甘相须，和里缓急，川椒温中下气，降逆止痛，干姜温中散寒，和胃止呕。因方中有干姜，故不再用生姜。诸药合用，有补虚温中散寒、缓急降逆止痛之功。

第二章

麻黄汤类合方

一、麻黄四物汤

[方　　源] 《医宗金鉴》卷四十四。

[组　　成] 当归、熟地黄、白芍、川芎各二钱，麻黄、桂枝各一钱，杏仁二十粒，甘草一钱。

[用　　法] 加姜、枣，水煎服。

[功　　效] 养血调经，发汗解表。

[主　　治] 妇人经产血病兼寒伤太阳荣分。

[应用要点] 1.主症　月水不调，腹痛，恶寒发热，头身痛，骨节疼痛，无汗而喘，脉浮紧。

2.病机　冲任虚损兼卫阳被遏，营阴郁滞。

[方义发微] 麻黄四物汤为麻黄汤与四物汤相合而成，取其养血调经，发汗解表之用。方中麻黄汤为辛温发汗之峻剂，用于发汗解表，调和荣卫；四物汤补血调血，为治疗妇人经产病之要方。本证恶寒发热，头身痛，骨节疼痛，无汗而喘，脉浮紧，为寒邪客于荣分。因汗为血之液，血为荣，荣强则腠

理闭密，荣弱则腠理不固，今月水不调，腹痛，为冲任虚损所致，更体现荣弱。故用本方解表固里并重，除邪而不伤正，扶正而不留贼寇。

[方论精选] 麻黄四物汤治经行时发热无汗，恶寒身强，脉来浮紧，荣卫表实者，即四物内加麻黄、桂枝、甘草各一钱，去皮尖杏仁七粒，生姜、葱白引，热服，用被盖卧，只取微汗。（《彤园医书（妇人科）》）

麻黄四物汤治经行时寒热，通身胀痛，脉浮紧，无汗，荣实卫有余者。（《彤园医书（妇人科）》）

若风伤太阳卫分者，桂枝四物汤；寒伤太阳荣分者，麻黄四物汤；邪传阳明之经者，葛根四物汤；邪入少阳者，柴胡四物汤；邪传阳明胃腑者，玉烛散。（《妇科冰鉴》）

二、小青龙合麻杏甘石汤

[方　　源] 经验方。

[组　　成] 麻黄4.0g，芍药2.0~3.0g，干姜2.0~3.0g，甘草2.0~3.0g，桂枝2.0~3.0g，细辛2.0~3.0g，五味子1.5~3.0g，杏仁4.0g，半夏3.0~6.0g，石膏10.0g。

[用　　法] 汤剂内服。

[功　　效] 解表蠲饮，止咳平喘，清热除烦。

[主　　治] 多用于支气管哮喘或麻疹后并发支气管炎、肺炎而见咳喘、呼吸困难者。

[应用要点] 1.主症　咳嗽喘息，痰多色黄，胸胁痞满，恶寒发热，身体

疼重，口渴烦躁，舌质红，苔黄水滑，脉浮滑数。

2.病机　水饮内停，兼有表邪内热。

[方义发微]　此方为日本经验方，出典不详，为《伤寒论》小青龙汤与麻杏石甘汤合方而成，亦可看作《金匮要略》小青龙加石膏汤中加入杏仁而成。方中麻黄、桂枝发汗解表，除外邪而宣肺气；干姜、细辛温肺化饮；半夏祛痰和胃；五味子敛气，芍药养阴，一防辛温过耗肺气，二防温燥伤阴；甘草益气和中，又能调和辛散酸收使之平和无偏。上八味相合，是为小青龙汤，可使表邪去，水饮平，肺气得舒，宣降有权。方中加入石膏，是为小青龙加石膏汤，在《金匮要略》中是为小青龙汤证兼有内热烦躁而设，本方中又加入杏仁一味，则可加强其止咳平喘之效。与麻黄、石膏、甘草相合，又成为辛凉宣泄、清肺平喘之麻杏甘石汤。总之，此十药相伍，一则解表，二则蠲饮，三则清热，四则平喘止咳，对于外邪内饮而兼有热的咳喘疗效颇著。

[方论精选]　此方是小青龙汤的类方。小青龙汤中加石膏，用于气机逆甚、烦躁、口渴者。另外，因本方是麻黄与石膏相互配伍，因而本方所治非无汗而是有汗出。本间枣轩先生取小青龙汤与麻杏甘石汤合方之意，经常使用本方。（《明解处方》）

三、麻杏甘石汤合半夏厚朴汤

[方　　源]　经验方。

[组　　成]　麻黄、杏仁、生姜各4.0g，石膏10.0g，甘草、苏叶各2.0g，

半夏 6.0g，厚朴 3.0g，茯苓 6.0g。

[用　　法] 水煎服。

[功　　用] 清宣肺热，开郁化痰，止咳平喘。

[主　　治] 麻杏甘石汤证而咳喘迁延不愈者，如上呼吸道感染、支气管炎、哮喘、喘息性支气管炎等。

[应用要点] 1. 主症　咳嗽喘促，痰多色黄，胸膈痞满，攻冲作痛，口干渴或咽中异物感，脉弦滑。

2. 病机　痰热内蕴，气机郁滞，肺失宣降。

[方义发微] 本方为日本经验方。麻杏甘石汤辛凉宣肺，清泄肺热，止咳平喘，多用于急性症。若咳喘迁延成慢性者，多有痰气郁结于内，故合半夏厚朴汤辛开苦降，化痰降逆，则郁结得散，肺气得宣，咳喘自平。

第三章

柴胡汤类合方

一、柴胡桂枝汤

[方　　源]　《伤寒论》。

[组　　成]　桂枝、黄芩、芍药、人参各一两半，甘草一两，半夏二合半，大枣六枚，生姜一两半，柴胡四两。

[用　　法]　上九味，以水七升，煮取三升，去滓，温服一升。

[功　　效]　和解少阳，兼以解肌。

[主　　治]　少阳证而兼有表证未解者。

[应用要点]　1.主症　发热，微恶寒，微呕，心下支结，肢节烦疼，口苦，舌淡苔白，脉浮弦。

2.病机　邪郁少阳，枢机不利兼营卫失调。

[方义发微]　柴胡桂枝汤，由小柴胡汤与桂枝汤相合而成。取小柴胡汤和解少阳以治枢机不利，用桂枝汤发汗解肌以调营卫不和。发热，微恶寒，与"往来寒热""发热恶寒"意近而有别，发热微恶寒既不同于"往来寒热"之寒热交作明显，又不同于发热恶寒，无寒热轻重之分，其热重寒轻，由此而明，里

重表轻，因此而鉴。微呕、心下支结者乃因胆经郁热而犯胃，肢节烦疼，乃由邪留肌表；是证也，单以小柴胡汤则难解留连肌表之风寒，纯以桂枝汤难和少阳枢机不利，故将两方相合，一则和解枢机以祛少阳之邪；一则调和营卫以散未尽之表邪。

[方论精选] 桂枝汤重于解肌，柴胡汤重于和里，仲景用此二方最多，可为表里之权衡，随机应用，无往不宜。即如肢节烦疼，太阳之邪虽轻未尽，呕而支结，不必另用开结之方，佐以桂枝，即可解太阳未尽之邪。仍用人参、白芍、甘草，以奠安营气，即为轻剂开结之法。（《绛雪园古方选注·合剂》）

桂、芍、甘草，得桂枝之半，柴、参、夏、芩，得柴胡之半，姜、枣得二方之半，是二方合半，非各半也，与麻黄桂枝各半汤又不同。（《伤寒来苏集·少阳篇》）

二、柴胡四物汤

[方　　源] 《保命集》卷下。

[组　　成] 川芎、熟地黄、当归、芍药各一两半，柴胡八钱，人参、黄芩、甘草、半夏曲各三钱。

[用　　法] 上为粗末，水煎服。

[功　　效] 滋阴养血，和解少阳。

[主　　治] 血虚感寒证。

[应用要点] 1.主症　头晕眼花，面色不华，失眠多梦，往来寒热，胸胁苦满，口苦，咽干，舌淡，脉弦细。

2.病机　阴血亏虚，邪郁少阳。

[方义发微]　本方由小柴胡汤与四物汤相合而成。小柴胡汤为少阳证的主方，以往来寒热，胸胁苦满，口苦，咽干，目眩为审证要点；四物汤为治疗阴血亏少的基本方，以头晕眼花，面色不华，失眠多梦，舌淡，脉细为应用要点。由以上二方主治证可以看出，两方相合后，四物汤的并入可补充小柴胡汤不备的滋补阴血之功，而小柴胡汤的合入可填补四物汤不具的和解少阳之力。两方相合适用于阴血亏少、邪郁少阳之证，因凡素体血虚易感寒热或妇人每至经期感冒者，皆可应用本方治疗——取小柴胡汤一分，加四物汤二分，即两方比例为 1∶2。若将二方的比例变为 1∶1 时，则名为调经汤。

[方论精选]　本方(指小柴胡汤)一分，加四物汤二分，名柴胡四物汤，治妇人日久虚劳，微有寒热；本方与四物各半，名调经汤。(《成方切用》)

以四物汤滋荣血室，柴胡汤疏热扶元，二方合剂，异路同归，水煎温服，务使正气内充而邪热外却，何患发热不止，天癸不来乎!(《医略六书》)

三、小柴胡加枳桔汤

[方　　源]　《痘疹心法》卷十九。

[组　　成]　柴胡一钱，半夏、甘草各半钱，人参、黄芩各三钱，枳壳、桔梗各一钱。

[用　　法]　上为粗末。每服三钱，水一盏，加生姜一片，煎六分服。

[功　　效]　和解透表，畅利胸膈。

[主　　治]　痘疹后咳嗽胁痛。

[应用要点]　1.主症　痘疹后往来寒热，胸胁满痛，咳嗽，两头角痛，耳
　　　　　　　　　　聋目眩，舌苔白滑，脉右弦滑，左弦而浮大。

　　　　　　　2.病机　邪郁少阳，偏于半表，上焦郁闭。

[方义发微]　本方以小柴胡汤与枳桔汤相合而成。枳桔汤畅胸膈之气，
　　　　　　开发上焦，主治结胸痞气，胸满不利，烦闷欲死；小柴胡
　　　　　　汤和解少阳，主治邪在半表半里诸证。本证系"邪郁腠理，
　　　　　　逆于上焦，少阳经病偏于半表证者"，故以小柴胡汤促邪外
　　　　　　透，合枳桔汤宣发上焦，畅利胸膈。去枣留姜，意在取其
　　　　　　辛散之功，助柴胡透邪。故此，两方相合后，既可使少阳
　　　　　　经证偏于半表之邪外透而解，又能使三焦通畅，气机升降得
　　　　　　复，而诸证悉除。

[方论精选]　咳嗽之时胁痛者，经云：左右者，阴阳之道路。左右，两
　　　　　　胁之谓也。由余毒在中，阴阳之气，不能升降，故胁为之
　　　　　　疼也。但当解毒，毒气去则真气行，所苦自平矣，小柴胡
　　　　　　加枳桔汤主之。（《证治准绳·幼科》）

四、小柴胡合茵陈蒿汤

[方　　源]　经验方。

[组　　成]　柴胡7.0g，半夏5.0g，黄芩、大枣、人参、栀子各3.0g，
　　　　　　甘草2.0g，茵陈蒿4.0g，大黄1.0g，甘草2.0g。

[功　　效]　疏利肝胆，清利湿热。

[主　　治]　亚急性或慢性肝炎，胆囊炎、胆石症之黄疸。

[应用要点]　1. 主症　身黄如橘子色（或无发黄），口渴，额头汗出，食
　　　　　　　　　　欲不振，口苦，往来寒热，胸胁苦满，舌苔白，
　　　　　　　　　　脉弦。

　　　　　　　2. 病机　肝胆郁热，湿热蕴结。

[方义发微]　本方为日本经验合方之一，系将《伤寒论》小柴胡汤与茵陈
　　　　　　蒿汤相合而成。方用小柴胡疏利肝胆之热，补益脾胃之虚，
　　　　　　降逆止呕；以茵陈蒿汤清热利湿，祛瘀退黄。两方相合，
　　　　　　肝脾同治，正邪兼顾，祛邪而不伤正，扶正而不恋邪，可使
　　　　　　肝胆气机调达，脾胃运化复常，湿热分消而诸症悉除。

五、小柴胡汤合芒硝大黄汤

[方　　源]　《云岐子保命集》卷下。

[组　　成]　柴胡二两，黄芩七钱半，半夏（制）一两五钱，甘草七钱半，
　　　　　　大黄七钱半，芒硝七钱，大枣三个，生姜七分半。

[用　　法]　上锉细。每服一两，生姜同煎，去滓下芒硝，再沸，温服。

[功　　效]　和解少阳，通腑泄热。

[主　　治]　妇人伤寒，头痛脉浮，医反下之，邪气乘虚而传于里，经水
　　　　　　闭而不行，心下结硬，口燥舌干，寒热往来，狂言如见鬼
　　　　　　状，脉沉而数者。

[应用要点]　1. 主症　心下结硬，寒热往来，口燥舌干，妇人经水闭而不
　　　　　　　　　　行，短气躁烦，狂言如见鬼状，脉沉而数。

　　　　　　　2. 病机　表邪误下，病邪化热入里，实邪结聚。

[方义发微] 本方系小柴胡汤与大黄芒硝二味汤相合而成，针对表邪误用下法，病邪化热入里，实邪结聚而表邪未除之少阳、阳明合病而设。其中大黄芒硝二味汤通腑泄热，荡涤实邪，既解胸中结滞，又保肠胃无伤。小柴胡汤和解少阳以治枢机不利，以祛邪为主。由于热结于胸，实邪结聚致胸中躁烦，故方中去人参，以使邪热得散，躁烦自除。两方相合，一则和解枢机以祛少阳之邪，一则荡涤肠胃以通阳明腑实。

[方论精选] 治太阳表邪不解，而反下之，热陷于里。其人素有水饮停胸，以致水热互结心下，满而硬痛，手不可近，不大便，舌上燥而渴，成结胸胃实之证。以甘遂之行水直达所结之处，而破其澼囊，大黄荡涤邪热，芒硝咸润软坚，三者皆峻下之品，非表邪尽除，内有水热互结者，不可用之。(《成方便读》)

六、小白汤

[方　　源] 《孙氏医案》卷一。

[组　　成] 柴胡、黄芩、半夏、人参、石膏、知母、甘草、生姜、大枣、粳米。

[用　　法] 水煎服。

[功　　效] 和解少阳，清除邪热，生津除烦。

[主　　治] 疫证，夹热下利。六脉洪大，面色内红外黑，口唇干燥，舌心黑苔，不知人事。

[应用要点] 1.主症　壮热面赤，或面色内红外黑，烦渴引饮，口唇干

燥，胸膈满闷，心烦不宁，或见高热神昏，或夹热

下利，舌质红绛，舌中黑苔，六脉洪大。

2. 病机　阳明无形邪热炽盛，兼少阳枢机不利。

[方义发微]　小白汤由小柴胡汤与白虎汤二方相合而成。取小柴胡汤和解少阳以治枢机不利，开发上焦，进而可使津液得下，胃气因之而和；白虎汤清热生津，为治阳明热证的主方。在温病中是用治气分热证的代表方。凡邪传气分，里热炽盛，不得外越者皆宜。两方相合既清无形邪热，又能和解少阳，使邪有去路，进而升降得复，三焦得通，自然诸症悉除。

[方论精选]　凡热邪犯胃则渴，渴之极必引冷水。此疾邪火先入胃，故多渴。但有好冷，有好热，俱为热症。其或好热，误认为寒，与参附热药，则转轻为重，不可不谨。若欲冷水者，少少与之不妨。其他梨浆西瓜之类，病人欲之，宜与之。至治法，若吐泻不止而渴者，三黄加石膏汤，或大柴胡汤加石膏；吐泻止而渴不止者，小白汤；大汤引饮者，白虎汤；邪大半解，而呕渴不止者，竹叶石膏汤；并宜生于津液之品，葛根、栝楼根、麦门冬之类。于对症方中加之，亦佳矣。(《泻疫新论》)

治夹热下利，六脉洪大，口唇干燥。案此方前症而犹有柴胡证者宜之。若心烦者加黄连。(《泻疫新论》)

七、柴平汤

[方　　源]　《增补内经拾遗》卷三引《官邸便方》。

[组　　成] 柴胡二钱，黄芩一钱五分，人参（去芦）、半夏（汤泡七次）各一钱，甘草五分，陈皮一钱二分，苍术（泔浸）一钱半，厚朴（姜制）一钱。

[用　　法] 上用水二盅，加生姜三片，红枣二枚，煎八分，未发先服。

[主　　治] 核疟，湿疟，食疟，春嗽。

[应用要点] 1.主症　寒热交作，寒多热少，一身尽痛，手足沉重或呕吐腹泻，怠惰嗜卧，食欲不振，或胸胁痞闷，胁下痞块，舌苔白腻而厚，脉缓。

2.病机　疟邪侵入，寒湿之邪内壅，伏于半表半里，内搏五腑，横连募原。

[方义发微] 本方系小柴胡汤与平胃散的合方，其中小柴胡汤和解少阳以祛解半表半里之邪，方中诸药相伍以祛邪为主，兼顾正气，以少阳为主，兼和胃气，有扶正祛邪及实里以防邪入之效，是治疗少阳证的代表方剂。湿为阴邪，其性黏腻，易阻遏气机，阻滞脾胃，使脾胃呆滞，运化失常，气血生化不足，致正气虚弱，更易招致外邪侵袭。同时外邪侵入，气机不利，亦能影响脾胃之升降功能。两方相合，标本兼治，平胃散的祛湿和胃有助于小柴胡汤的和畅气机；小柴胡汤的和解少阳，调畅气机，亦有益于平胃散的行气化湿，两方相辅相承，终可使湿邪去，脾胃和，气机畅。

[方论精选] 柴平汤治热多寒少者最效。（《万氏家抄济世良方》）

本方合平胃散，名柴平汤：治湿疟身痛身重。（《医方集解》）

治疟柴平汤，小柴胡汤、平胃散二云加紫苏、干葛。午前发，属阳，为气虚，加白术、黄芩；午后属阴，为血虚，加当归、川芎、熟地黄。有食加神曲、麦芽、枳实、炒黄连，

甚则下之；痰盛，加南星、半夏、枳实、黄芩。遇发，自半明先服一剂，将发又服一剂。(《身经通考》)

八、柴陈汤

[方　　源] 《医学入门》卷四。

[组　　成] 柴胡、黄芩、半夏、人参、陈皮、茯苓、甘草。

[用　　法] 加生姜三片，大枣七枚，水煎服。

[功　　效] 健脾化痰，调畅气机，和解少阳。

[主　　治] 痰气胸胁不利及痰疟。

[应用要点] 1.主症　往来寒热，胸胁满痛，恶心呕吐，心悸头眩或左胁下痞块，脉弦滑。

2.病机　邪居少阳，兼脾虚痰湿阻滞。

[方义发微] 本方系小柴胡汤和二陈汤相合而成，以脾虚痰湿内蕴，阻滞气机，少阳枢机不利为病机要点，其中小柴胡汤和解少阳，疏通少阳经气之郁，祛除外邪，兼和胃气；二陈汤健脾祛湿化痰，为治痰之通用方，凡脾虚痰盛之人，症见胸胁痞闷，呕吐咳痰，心悸头眩，食欲不振等均可使用。两方相合，小柴胡汤可补充二陈汤和畅气机之不足，二陈汤可解除由痰湿之邪导致的气机不畅，共收行气消痰之功，而达到健脾化痰、调畅气机、祛邪外出之效。

[方论精选] 有支结症，伤寒未曾下，而心下妨闷，不满不硬，非痞亦非结胸者是也(宜柴桔汤、柴陈汤，胃虚宜半夏泻心汤、桂枝人参汤)。(《杂病源流犀烛》)

寻常胸膈不利，多夹痰气食积者，柴陈汤、枳梗汤调之。（《医学入门》）

痰疟呕沫多昏迷，痰疟，外感内伤郁聚成痰，热多头疼肉跳，吐食呕沫，甚则昏迷卒倒，宜柴陈汤加草果。（《医学入门》）

积病最能发热，多夜分腹肚热甚，柴陈汤加山楂、麦芽、干葛；久者，保和丸，枳术丸，间服清骨散。（《医学入门》）

九、柴苓汤（《世医得效方》）

[方　　源] 《世医得效方》卷二。

[组　　成] 柴胡、黄芩、半夏、人参、桂枝、茯苓、猪苓、白术、泽泻、甘草。

[用　　法] 每服加生姜三片，麦门冬二十粒（去心），地骨皮少许，煎，温服。

[主　　治] 伤风伤暑疟。

[应用要点] 1. 主症　往来寒热，汗出口渴，小便不利，胸中烦闷不舒，头痛，骨节烦疼，便秘尿赤，舌红苔薄黄，脉弦数或浮数。

2. 病机　表邪未解，内传太阳之腑，膀胱气化不利，内传少阳，邪居半表半里之间。

[方义发微] 柴苓汤是小柴胡汤与五苓散的合方。小柴胡汤和解少阳，调畅枢机，凡邪居半表半里诸证皆宜，为和解少阳之代表性方剂。五苓散利水渗湿，温阳化气，主治太阳经腑同病之

蓄水证。而柴苓汤是针对表邪未解，内传太阳之腑，膀胱气化不利，内传少阳，邪居半表半里之病机而设。若单以小柴胡汤治之则太阳之表难解，太阳之蓄水难以渗利，单以五苓散治之则少阳之邪难以和解，两方相合，则太阳经腑同病可解，少阳之邪可除。

[方论精选]　胃苓汤主伤暑泄泻腹疼，柴苓汤治伤寒泄泻身热。(《仁斋直指方论》)

溺水者，忌热酒火烘，只宜温暖覆盖，原其溺水之时，必多惊恐，心肾受伤，虽有发热头痛、骨节痛等症，表药中必兼通心肾，冬月麻黄细辛汤或小青龙加生附子三五分。盖麻黄发汗通心，附子温经通肾，细辛通彻表里之邪，更宜稍加苓、半，以开豁惊痰。若在夏月则忌麻、附，宜五苓散加朱砂热服一半，探吐取汗，更服一半。盖惊则气乱，故宜祛湿利水药中加朱砂；或脉浮而见表证多者，柴苓汤各半和解之；或五苓合羌活胜湿汤各半微汗之。(《一见能医》)

十、柴苓汤(《痘科类编》)

[方　　源]　《痘科类编》卷三。

[异　　名]　柴苓汤(《痘科金镜赋》卷六)。

[组　　成]　柴胡、黄芩、半夏、人参、白术、茯苓、猪苓、泽泻、甘草、生姜、大枣。

[用　　法]　水煎两次，分两次温服。

[功　　效]　解表祛邪，渗湿利水。

[主　　治] 痘疮，泻利。

[应用要点] 1.主症　寒热往来，目色红赤，烦渴引饮，痘疮未出而泻
利，食欲不振，小便混浊不清，脉濡。

2.病机　表邪内传太阳之腑，膀胱气化不利，内传少阳，邪
郁肌腠。

[方义发微] 本方以小柴胡汤与四苓散相合而成。其中小柴胡汤和解少
阳，既可祛邪外散，又可实里以防邪入，兼和胃气，为治
邪居半表半里之少阳证的代表方剂。四苓散渗湿利水，可
用于各种水湿内停，小便不利之症。柴苓汤针对外邪入少
阳不散及表邪内传太阳之腑，致水湿停留而设。"湿胜则濡
泄"，治当"利小便以实大便"。四苓散渗利湿邪，可使水
湿之邪渗利而解，则泻利可除，小柴胡汤治取表里之间可扶
正达邪。外邪祛，水湿除，则诸症自愈。

[方论精选] 痘疮，风水相搏，喉中痰鸣，目睛上视，面赤引饮，喜居冷
处；及邪气并于里，肠胃热甚，传化失常而致痘疮未出而泻
利。(《痘科类编释义》)

少阳胆经半表半里，恶寒发热，阳明胃经水谷不化；太阳小
肠经小便不清，及痘初发热时火泻。(《痘科金镜录》)

十一、柴陷汤

[方　　源] 《医学入门》卷四。

[组　　成] 柴胡、姜半夏、小川连、黄芩、人参、瓜蒌、甘草、生姜、
大枣。

[用　　法]　水煎服。

[功　　效]　疏表和中。

[主　　治]　结胸痞气初起有表证及水结、痰结、热结。

[应用要点]　1.主症　少阳证具，胸膈痞满，按之痛，口苦苔黄，脉弦而
　　　　　　　　　数（或浮滑数）。

　　　　　　　2.病机　邪陷少阳，兼见痰热内阻。

[方义发微]　柴陷汤，即小柴胡汤与小陷胸汤二方加减而成。小柴胡汤
　　　　　　　和解少阳，主治伤寒少阳证，方中散清相配，既可和解少阳
　　　　　　　又能调和胃气，可使半表之邪外透而解。小陷胸汤清热开
　　　　　　　结化痰，主治外邪内陷化热并与痰浊互结而成的小结胸证，
　　　　　　　其形证为痰浊结于心下，按之则痛。其方中黄连清泄心下
　　　　　　　结热，瓜蒌实清热涤痰，半夏辛开化痰，共起清热化痰，宽
　　　　　　　胸散结之功。以小柴胡汤去人参、甘草、大枣等扶正之品，
　　　　　　　祛邪外出；用小陷胸汤清热化痰，快气宽胸，合用后表里同
　　　　　　　治，相辅相承，共奏和解少阳，清化痰热，宽胸散结之效。
　　　　　　　对于邪陷少阳，兼有痰热内阻，症见寒热往来，胸胁痞痛，
　　　　　　　呕恶不食或咳嗽痰稠，口苦苔黄，脉滑有力者，甚为适宜。

[方论精选]　此热结未深者在心下，不若大结胸之高在心上，按之痛，比
　　　　　　　手不可近为轻，脉之浮滑，又缓于沉紧，但痰饮素盛，夹热
　　　　　　　邪而内结，所以脉浮滑也。以半夏之辛散之，黄连之苦泻
　　　　　　　之，瓜蒌之苦润涤之，所以除热散结开胸中也，先煮瓜蒌，
　　　　　　　分温三服，皆以缓治上之法。（《名医方论》）

十二、柴苓平胃汤

[方　　源] 《医便》卷二。

[组　　成] 柴胡一钱半，黄芩、苍术、半夏各一钱，甘草三分，白术一钱半，白茯苓、陈皮、厚朴、人参、猪苓、泽泻各八分，桂枝五分。

[用　　法] 人参文火单煎，煎两次，分两次温服。余药同煎两次，煎得300mL，分两次温服。

[功　　效] 和畅气机，祛湿利水和胃。

[主　　治] 疟初起，热多寒少。

[应用要点] 1.主症　往来寒热，热多寒少，胸膈痞闷，脘腹胀满，肢体困重疼痛，水肿，小便不利，或呕吐腹泻，舌苔白厚水滑，脉弦滑。

2.病机　外邪侵入，邪居少阳，水湿内阻，三焦气化不利。

[方义发微] 本方系小柴胡汤、五苓散、平胃散三方相合而成，针对邪入少阳，水湿内停，三焦气阻，膀胱不利之病机而设。其中小柴胡汤和解少阳，调畅气机，轻清透表以祛半表之寒，清少阳相火以解半里之热，以祛解半表半里之邪，方中诸药相伍以祛邪为主，兼顾正气，以少阳为主，兼和胃气，有扶正祛邪及实里以防邪入双重功效，是治疗少阳证的代表方剂；平胃散燥湿运脾，行气和胃，为治疗湿滞脾胃的代表性方剂；五苓散利水渗湿，温阳化气，主治太阳经腑同病之蓄水证。水湿之邪内停，三焦气阻则决渎失权，膀胱不利则小便不通，湿邪呆滞脾胃，则脾运失司。大抵湿邪在上在外者，可表散微汗以解之；在内在下者，可芳香苦燥以化之或甘淡渗利以除之。同时水饮、湿邪为阴邪，非温不化，故以桂枝温

化水饮。如此配合，则可使阴寒之水湿之邪得以温运且可以苦燥、淡渗除之，水湿之邪得除，三焦气机得畅。此外，邪居少阳，枢机不利，气化不行，则水湿难除。三方相合，小柴胡汤和解少阳，具有达邪扶正及实里以防邪入之双重作用，可调理枢机，和调脾胃，有助于平胃散、五苓散之祛散水湿之邪及防止水湿之邪内生。平胃散、五苓散之燥湿运脾，利水渗湿，可解除实邪对气机的阻滞；同时湿邪得除，脾胃功能得健，亦有助于小柴胡汤的祛邪外出。如此相合则水湿可除，三焦得通，外邪得散，相辅相成，自然诸症得愈。

[方论精选]　柴苓平胃汤治泻利后脾胃虚弱，饮食减少……治疟初起，热多寒少，宜此方分利。(《医便》)

十三、柴胡栀子豉汤

[方　　源]　《扶寿精方》。

[组　　成]　柴胡三钱，半夏一钱五分，黄芩二钱，人参八分，甘草三分，栀子一钱半，豆豉一大合。

[用　　法]　上㕮咀。水二盅，加生姜三片，煎一盅服，不拘时候。

[功　　效]　和解少阳，清热除烦。

[主　　治]　伤寒热退身凉，因过食复发热，烦躁口干，胸膈满闷，夜卧不宁。

[应用要点]　1.主症　身热或往来寒热，口渴，烦躁不安，夜卧不宁，胸膈满闷，舌红，苔黄，脉弦数。

　　　　　　　2.病机　邪居少阳将解，过食复作，化生内热，热扰胸膈。

[方义发微] 本方系小柴胡汤与栀子豉汤的合方，其中小柴胡汤和解少阳，主治邪居半表半里之少阳病证，本方一散一清，既扶正以助祛邪，又实里以防邪入，实为和解少阳之代表方剂；栀子豉汤清宣郁热，主治无形邪热阻于胸膈，气机不畅之热扰胸膈证，两方相合后既能和解少阳又可清热除烦。小柴胡汤以和解少阳见长，除无形邪热致虚烦不眠之功略逊；栀子豉汤以除烦清热见长，而无和解少阳之功，两方合用，不论少阳之邪渐生无形邪热，亦或是少阳之邪将解，食复而作，均能宣散外邪，清解内热，使邪去正安，疾病向愈。

[方论精选] 柴胡栀子豉汤治伤寒热退，身凉，因过食复发热，烦躁口干，胸膈满闷，夜卧不宁。（《扶寿精方》）

其丹田有热，胸中有寒者，乃少阳半表半里无疑，柴胡栀子豉汤。（《伤寒直指》）

十四、柴胡六君子汤

[方　　源] 《扶寿精方》。

[组　　成] 柴胡二钱，黄芩一钱五分，半夏一钱，茯苓一钱，甘草三分，人参八分，白术一钱，陈皮一钱半，枳壳（炒）一钱。

[功　　效] 益气健脾，和解透邪。

[用　　法] 上㕮咀，水二盅，加生姜三片，煎一盅，食后服。

[应用要点] 1.主症　体倦乏力，少气畏寒或往来寒热，胸脘痞闷，纳呆或恶心呕吐，舌质淡，苔白，脉弦细。

2.病机　脾虚气弱，不能祛邪外出，正虚邪恋。

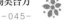

[方义发微]　本方系小柴胡汤与六君子汤相合而成。小柴胡汤出自《伤寒论》，为和解少阳的代表性方剂，主治伤寒少阳证。方中诸药配伍，以祛邪为主，兼顾正气，以少阳为主，兼和胃气。六君子汤出自《妇人大全良方》，益气健脾兼燥湿化痰，旨在使脾胃之气健旺，运化复常，资生气血，并且其具扶脾治本中兼化痰湿之功，实为标本两顾之方。本方针对正气不足，邪气亦虚之正虚邪恋所设，其治当扶正以祛邪。取小柴胡汤与六君子汤相合，恰合本方病机。以小柴胡汤和解表里，祛邪外出，以六君子汤益气健脾扶正以治本，实现扶正与祛邪相结合之目的。若单以小柴胡汤治之，则体内脾气不复，正气不充，恐有邪气内陷之嫌，纯以六君子汤治之，仅可健脾益气以实里，而无祛邪之功，邪气不除，正亦难安。故以两方相合，方可邪去而正安。

[方论精选]　柴胡六君子汤治伤寒热解，平复后，或劳碌过食，复作大热。(《扶寿精方》)

十五、小柴胡汤合桂枝加芍药汤

[方　　源]　经验方。

[组　　成]　柴胡、芍药各6.0g，半夏5.0g，黄芩3.0g，生姜、大枣、桂枝各4.0g，甘草2.0g，人参3.0g。

[用　　法]　水煎服。

[功　　效]　燮理枢机，调神缓急。

[主　　治]　癫痫、神经官能症、夜尿症、胃痛等，体力中等或稍低

下者。

[应用要点]　1.主症　发作性精神恍惚，甚则突然仆倒，昏不知人，口吐涎沫，四肢抽搐，两目直视，移时苏醒，兼见胸胁苦满，腹胀腹痛，脉弦。

2.病机　肝胆不畅，枢机不利，神气失调。

[方义发微]　本方为相见三郎治疗癫痫的专方。相见氏认为，癫痫也是休作有时，是表现在精神方面的正邪分争，因而，癫痫发作本身即属小柴胡汤证。血弱气尽则是发生癫痫的基础，属桂枝加芍药汤证，而癫痫发作不过是具有这种体质的人的症状之一。因而，对于癫痫用小柴胡汤与桂枝加芍药汤合方治疗是对证的。相见氏还发现，癫痫患者常常具有胸胁苦满和腹直肌拘挛的腹证，也是使用本方的依据。据临床观察，本方对癫痫大发作、小发作、神经官能症等均有效验，对部分癫痫患者的脑电图异常亦有一定改善作用，动物实验证明，本方具有抗痉挛等作用。肝主疏泄，胆主决断，小柴胡汤能调理肝胆，燮理枢机，使一身气机畅达，则神亦得到调理，桂枝加芍药汤在桂枝汤调和营卫的基础上加重芍药用量，合以甘草而具有缓急止痛之功。以本方治疗癫痫，需坚持长期服药。本方组成同柴胡桂枝汤，唯芍药用量较重。

十六、柴朴汤

[方　源]　经验方。

[组　　成]　柴胡4.0~7.0g，半夏5.0~6.0g，生姜3.0~4.0g，黄芩3.0g，大枣2.0~3.0g，人参2.0~3.0g，甘草2.0g，茯苓5.0g，厚朴3.0g，紫苏叶2.0g。

[用　　法]　汤剂水煎内服。

[功　　效]　疏肝行气，开郁化痰。

[主　　治]　肝气郁结，情志不畅，痰气结聚所致之胸胁苦满、心情郁闷、咽喉、食道部有异物感、心悸、眩晕、恶心等症。可见于小儿哮喘、支气管哮喘、支气管炎、咳嗽、烦躁不安型神经官能症，忧郁症及植物神经功能失调。

[应用要点]　1.主症　胸胁苦满，心情郁闷，咽喉、食道部有异物感，心悸、眩晕、恶心呕吐，食欲不振，舌红苔白，脉弦。

　　　　　　　2.病机　肝气郁结，情志不畅，痰气结聚所致。

[方义发微]　本方为日本经验方，是将《伤寒论》小柴胡汤与《金匮要略》半夏厚朴汤合方而成。小柴胡汤为疏利肝胆、和解少阳、运转枢机之剂，主治证候有往来寒热，胸胁苦满，默默不欲饮食，心烦喜呕，口苦，咽干，目眩等；半夏厚朴汤为行气散结、降逆化痰之剂，主治证候有咽中如有物阻，咯吐不出，吞咽不下，胸胁满闷，或咳或呕等。今两方相合为一，在小柴胡汤疏利肝胆，行气开郁之基础上，更加有降逆散结，化痰和胃之功，因此凡由肝胆气机郁结，痰气相搏所致之胸胁苦满，心情郁闷，饮食不振，心烦眩晕，失眠多梦，呕吐恶心，咽中如有物阻等症，均可以此方调理。日本汉方医家常以此方治疗神经官能症、忧郁症、植物神经功能紊乱及小儿哮喘、支气管哮喘等疾患，并以胸胁苦满、上

腹部胀满，按之有轻微抵抗等腹诊体征为应用指标。

[方论精选]　本方的应用以有胸胁苦满、上腹部胀满、有轻微抵抗为指征，患者多为消瘦型而胃肠功能较为虚弱。可用于心脏神经官能症见有呼吸困难者。本方可用于害怕百日咳发作的神经质小儿，常有精神不安和食欲减退倾向。另用于哮喘发作所致的呼吸困难。(《诊疗医典》)

本方可治疗或预防感冒不愈所引起的咳嗽或支气管哮喘的发作。(《汉方处方》)

十七、柴苏饮

[方　　源]　经验方。

[组　　成]　柴胡 5.0g，黄芩 4.0g，人参 4.0g，甘草 4.0g，生姜 2.0g，大枣 6.0g，半夏 2.5g，苏叶 4.0g，莎草 3.0g，橘皮 3.0g。

[用　　法]　水煎内服。

[功　　效]　和解少阳，理气解表。

[主　　治]　四时外感或四时外感后之耳聋，对流行性感冒或急性胃肠炎后之耳聋效佳。对于内伤杂病中肝胆气郁，胃气不和之证也有较好疗效。

[应用要点]　1.主症　往来寒热，胸胁苦满，默默不欲饮食，喜呕，并见有恶风寒，鼻塞流涕，肢体微疼，或急躁易怒，心烦，善太息，食欲不振，嗳气腹胀，舌淡苔白，脉弦。

　　　　　　　2.病机　邪郁太阳少阳，肝胆枢机不利。

[方义发微]　此方为日本经验方，系《伤寒论》小柴胡汤与《局方》香苏散的合方。小柴胡汤和解少阳，疏利肝胆，香苏散理气解表，开郁和胃，均既可用于外感，亦可用于内伤杂病。两方相合，用于外感，可和解少阳，理气解表，对于四时感冒表邪未罢，又见少阳之证，并兼有胃脘胀满、嗳气呕恶等气滞症状者颇为合拍，因其既可解表，又可疏利肝胆之经气，故对于四时外感后之耳聋效果较好。而对于肝胆气郁、胃气不和的内伤杂病，因方中既有柴胡、香附、黄芩疏肝理气，达胆火之郁结，又有苏叶、陈皮、半夏行气开胃，降逆之呕，更有人参、甘草、生姜、大枣调补中焦之气，助运化，增食欲，故而也每每取效，是以日本医家对此方颇为喜爱。

[方论精选]　此方用于小柴胡汤证兼郁滞者有效，治耳聋亦因其余邪不解故也，其他邪气郁滞于表里之间者均可活用之。(《栗园方函口诀》)

十八、大柴胡汤合半夏厚朴汤

[方　　源]　经验方。

[组　　成]　柴胡、半夏各 6.0g，黄芩、芍药、大枣、厚朴各 3.0g，大黄 1.0g，生姜 4.0g，枳实、苏叶各 2.0g，茯苓 5.0g。

[用　　法]　水煎服。

[功　　效]　燮理枢机，泄热降逆化痰。

[主　　治]　支气管哮喘，支气管炎，肺炎。

[应用要点] 1.主症 喘咳不已,呼吸迫促,胸胁苦满,心烦欲呕,心下
满痛,大便秘结,舌苔黄,脉沉弦有力。

2.病机 邪郁少阳,热结阳明,痰气郁结,肺失宣降。

[方义发微] 本方是《伤寒论》大柴胡汤与《金匮要略》半夏厚朴汤的
合方,日本汉医习用于喘息发作而体力充实者。本方为经
验方,出处不详。方中大柴胡汤燮理枢机而泄热,半夏厚
朴汤利气,降逆而化痰,合用则三焦气畅,邪热得泄,喘逆
自平。

[方论精选] 本方用于因支气管哮喘而喘咳不已,呼吸迫促,体格壮实,
上腹膨满,心下窒且抵抗压痛(胸胁苦满)显著,有便秘倾
向,脉沉有力者。喘息发作剧而苦甚,用一般止喘药不见
减轻,可用本方,能改善体质。但需长期服用,并注意饮
食,慎过饱、肉食过多。(《勿误药室方函》)

十九、大柴胡合茵陈蒿汤

[方　　源] 经验方。

[组　　成] 柴胡 6.0g,半夏 4.0g,黄芩、芍药、大枣、枳实各 3.0g,
生姜(干)3.0g,大黄 1.0g,茵陈蒿 4.0g,栀子 3.0g。

[用　　法] 水煎内服。

[功　　效] 疏利肝胆,祛瘀清热退黄。

[主　　治] 亚急性或转为慢性肝炎的患者,腹诊时心下部坚实、厚硬、
紧张,季肋下压迫无凹陷,或按压有抵抗及不快感,脉弦有
力,舌红苔黄。也可用于胆囊炎、胆石症见有黄疸者。

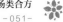

[应用要点]　1.主症　周身发黄如橘子色，或无发黄，口渴，头部汗出，
　　　　　　　　　　　腹满，心下急，胸胁满闷，舌红苔黄，脉弦有力。
　　　　　　　2.病机　肝胆湿热，瘀阻胆道。

[方义发微]　此方为日本经验方，系将张仲景《伤寒论》中大柴胡汤与
茵陈蒿汤合方而成，主治黄疸之湿热壅聚，正盛邪实之证。
方中以茵陈清热利湿退黄，导湿热之邪从小便而出，大黄攻
瘀泄热，使瘀热之邪自大便而下，柴胡、黄芩疏利肝胆，清
泄肝胆之热，栀子清三焦之热且可助茵陈以退黄。半夏降
逆下气，枳实行气祛痰，生姜降逆化饮，三药相合，一则
助大黄推荡下行之力，一则可有利于湿邪之运化，一则可
解呕逆痞满之症。芍药一则柔肝以缓急，一则行血以凉血，
一则可推荡气机，助大黄以祛瘀泄热。本方药力较峻，故
多用于正盛邪实之证，若体质偏虚，以小柴胡合茵陈蒿汤
为宜。

二十、枳壳疏肝散

[方　　源]　《杂病源流犀烛》卷十。
[组　　成]　枳壳、枳实、川芎、柴胡、陈皮、香附、白芍、炙甘草。
[用　　法]　水煎服。
[功　　效]　疏肝行气，和血止痛。
[主　　治]　肝实火盛之左胁痛。
[应用要点]　1.主症　胁肋胀闷疼痛，不得俯仰，喜太息，寒热往来，口
　　　　　　　　　　　苦咽干，舌质红，脉弦。

2.病机　肝气郁结，不得疏泄，气郁化火，气郁血滞。

[方义发微]　本方以枳实散、柴胡疏肝散相合而成。枳实散方出《肘后方》，主治产后虚烦不得眠，以气结血凝，郁而生热为病机要点。其中枳实破气除胀，化痰除痞，宜炙意使破气不宜太过。芍药和血柔肝，平抑肝阳，缓急止痛，故使气结散而血亦行，郁既解而热亦消；柴胡疏肝散方出《景岳全书》，主治胁肋疼痛，寒热往来，以肝气郁结，气郁导致血滞为病机要点，疏肝行气，和血止痛。两方相合，枳实散可增加柴胡疏肝散理气逐瘀之不足，柴胡疏肝散补充了枳实散所不具备的疏肝解郁之功效，实现了治标与治本的有机结合，同时枳实散善破胃肠气结，理脾胃气滞，合入柴胡疏肝散，更能使气郁得散，实火得消，而诸痛、痞胀自除。

[方论精选]　柴胡、芍药以和肝解郁为主；香附、枳壳，陈皮以理气滞；川芎以活其血，甘草以和中缓痛。(《景岳全书》)

本方即四逆散加川芎、香附和血理气，治疗胁痛，寒热往来，专以疏肝为目的。用柴胡、枳壳、香附理气为主，白芍、川芎和血为佐，再以甘草缓之，系疏肝的正法，可谓善于运用古方。(《谦斋医学讲稿》)

第四章

承气汤类合方

一、三一承气汤

[方　　源] 《黄帝素问宣明论方》卷六。

[组　　成] 大黄半两（去皮），芒硝半两，厚朴半两（去皮），枳实半两，甘草一两。

[用　　法] 上锉，如麻豆大。水一盏半，加生姜三片，煎至七分，内硝，煎二沸，去滓服。

[功　　效] 攻下火结。

[主　　治] 伤寒、杂病里热壅盛，大、小、调胃承气汤证兼备，腹满实痛，谵语下利，内热不便；及中风僵仆，风痫发作；产妇胞衣不下；小儿斑疹黑陷。

[应用要点] 1.主症　大便不通，脘腹痞满，腹痛拒按，按之且硬，甚则潮热谵语，热结旁流，小便涩赤，或中风僵仆，风痫惊搐，以及产妇胞衣不下，小儿斑疹黑陷。舌质红，舌苔焦黄起刺，或焦黑燥裂，脉沉实。

　　　　　　 2.病机　实热与积滞壅结于胃肠，致阳明燥实内热、腑气不通。

[方义发微] 三一承气汤由大承气汤、小承气汤与调胃承气汤三方相合而成。取大承气汤峻下燥屎内结以急下存阴；以小承气汤着重消除痞满以缓解脘腹胀满、痞闷；用调胃承气汤重点解决燥实，兼以和降胃腑。因火热之邪内结于肠腑，热灼阴津而有耗竭之势，致发腹满痛拒按，按之且硬，大便涩滞不通，小便涩赤短少。并且火结于内，阳热独盛，又可进一步致发中风僵仆，引发风痫，以及小儿斑疹黑陷，妇人胎衣不下。是证也，单以大承气汤虽可荡涤结热，但恐伤其正；单以小承气汤难以胜任攻下燥实之力；纯以调胃承气汤难以担当消痞除满之重任，故将三方合用。一则攻下结热以急下存阴；一则消痞除满；一则缓解燥实。如此则结热下、正不伤。虽如此，用此方后亦应待燥屎下、结热去之时予以补阴津。

[方论精选] 此方河间先生所制，缓下急下，善开发而解郁结，可通用三一承气汤，最为妙也。盖大黄苦寒，而通九窍二便，除五脏六腑积热；芒硝咸寒，破痰散热，润肠胃；枳实苦寒，为佐使，散滞气，消痞满，除腹胀；厚朴辛温，和脾胃，宽中通气；四味虽下剂，有泄有补，加甘草以和其中。然甘草之甘，能缓其急结，湿能润燥，而又善以和合诸药而成功，是三承气而合成一也。（《医方类聚》引《修月鲁般经》）

二、当归承气汤

[方　　源] 《内经拾遗方论》卷二。

[组　　成]　当归尾一两，大黄(酒洗)、芒硝、枳实各五钱，甘草(蜜炙)三钱，厚朴五钱。

[用　　法]　水二盅，先煎枳、朴、草、归至九分，次下大黄，煎三五沸，末下芒硝，随即就起，去滓服。

[功　　效]　峻下热结。

[主　　治]　内有实热，致发阳厥、癫狂或溺血。

[应用要点]　1. 主症　大便秘结，腹中疼痛拒按，面红赤，心烦易怒，甚或狂躁不安，动而多怒，胡言乱语，小便黄赤，甚或溺血，舌红绛苔黄燥，脉沉实而数。

2. 病机　燥热内结，伤及血分。

[方义发微]　当归承气汤由当归大黄汤与大承气汤二方相合而成。取当归大黄汤清泄血分燥热；用大承气汤峻下阳明胃肠结热。因阳明燥热炽盛，耗伤津液，致使肠液涸，而现大便秘结不通，腹痛拒按。阳明火热外炽而现面赤，舌苔黄燥。火热上扰神明则心烦，易怒，甚则狂躁不安，动而多怒，胡言乱语。火热日久，内入血分，而血热内盛，形成燥热伤及阴血，表现小便黄赤，甚或溺血，舌质红绛。当此之际，单以当归大黄汤难峻下阳明胃肠燥热之结，而不能避免津液进一步耗伤；纯用大承气汤难入血分而清血分燥热，故将两方相合。一则入血以清血分燥热；一则峻下胃肠结热。如此胃腑结热得泄，血分燥热得清，则病可速瘳。

[方论精选]　胃为湿热所作，必泻其上实，而元气乃得上下同流，此承气所由名也，三一承气汤外加当归，故名。亦治男子妇人痰迷心窍，逾墙越壁，胡言乱走。(《内经拾遗方论》)

溺血属实热者。(《丹溪心法》)

三、枳实大黄汤

[方　　源] 《万病回春》卷五。

[组　　成] 枳实、厚朴、槟榔、大黄各二钱，木香五分（另研），甘草三分。

[用　　法] 上锉一剂，水煎服。

[功　　效] 泄热、消积、导滞。

[主　　治] 食积痛，并积热痛，大便不通者。

[应用要点] 1. 主症　脘腹胀满疼痛，时作嗳气，饱食为甚，大便秘结，舌红苔黄腻，脉滑实。

2. 病机　食积于中，燥热结于肠，腑气不畅，胃气上逆。

[方义发微] 枳实大黄汤由枳实丸与大黄甘草汤二方相合而成。取枳实丸消积导滞，行气宽中以治食积于中、气机郁滞；用大黄甘草汤泄热导滞，通肠腑之热结。食积于中、蕴结于脘，故现脘腹胀满疼痛、嗳气频作、口臭、呕，以食后为甚。积久燥热内生而结聚于肠，故现大便秘结、腑气不畅。是证也，单以枳实丸则难下肠腑燥热之结；纯用大黄甘草汤则难消中脘之食积，故将两方相合。一则消积导滞以行中脘积滞；一则泄下结热以通腑降逆。

[方论精选] 枳实大黄汤治伤寒饮酒，食少饮多。痰结发黄，酒疸，心中懊侬而不甚热，或干呕。（《普济方》）

饮食多停滞，痞胀痛难当，便难凝热积，消导即安康。枳实大黄汤，厚朴、槟榔、甘草同煎者，腹痛甚者加木香，一剂教君即安乐。（《云林神毂》）

四、当归桃仁承气汤

[方　　源] 《保命歌括》卷七。

[组　　成] 桃仁(研)半两，大黄一两，归梢七钱半，甘草、桂枝、芒硝各三钱。

[用　　法] 上咬咀，作二服。水一盏半，加生姜三片，入盐，再煎一沸服。

[功　　效] 泄热行瘀止血。

[主　　治] 血滞胸中，心下痞满，呕血。

[应用要点] 1.主症　胸满刺痛，入夜为甚，心下痞满，时发呕血，血色或红或黯，或兼大便色黑，脉沉实或涩。

2.病机　瘀热内结胸腹，热伤血络。

[方义发微] 当归桃仁承气汤由当归大黄汤与桃仁承气汤二方相合而成。取当归大黄汤活血宁络以化脉络之瘀；用桃仁承气汤泄热逐瘀以导瘀热下出。胸满刺痛，入夜为甚，心下痞满为热邪与血互结，致使瘀热在胸腹而成。热盛于内，灼伤血络，阳络伤则时发呕血，阴络伤而致下血，故大便色黑。瘀结不除，新血难以归经入脉，故呕血之症时现。究其因，均因热盛于内，瘀热互结所致。是证也，单以当归大黄汤难下内结之热；纯用桃仁承气汤则活血宁络之力尚嫌不足，故将两方合用。一则泄热逐瘀以导热下出，兼以活血行瘀；一则活血行血以宁络止血。待热去瘀行则诸症自消。

[方论精选] 当归桃仁承气汤治血滞胸中，心下痞滞，呕血。(《保命歌括》)

第五章

黄连汤类合方

一、黄连解毒合犀角地黄汤

[方　　源]　《温热暑疫全书》卷一。

[组　　成]　黄连、黄芩、黄柏、栀子各一钱半，犀角、生地黄、丹皮、
　　　　　　芍药各二钱。

[用　　法]　上先以七味水煎去滓，入地黄再煎数沸，滤清，加藕节汁、
　　　　　　侧柏汁，并磨好墨少许，搅令黑，服之。

[功　　效]　清热、泻火、解毒，凉血散瘀。

[主　　治]　温毒发斑。

[应用要点]　1.主症　遍身起斑，斑色紫黑，昏狂谵语，大热烦躁，错
　　　　　　　　　　语，不眠，小便黄赤，大便干结，舌绛起刺，脉数
　　　　　　　　　　有力。

　　　　　　2.病机　邪毒传营，热入血分。

[方义发微]　本方为黄连解毒汤与犀角地黄汤相合而成。黄连解毒汤泻
　　　　　　火解毒，主治一切实热火毒、三焦热盛之发斑。犀角地黄
　　　　　　汤清热解毒，凉血与活血散瘀并用，取叶天士"入血就恐

耗血动血，直须凉血散血"。本证为三焦火毒壅盛且已入血分，非单纯黄连解毒汤之所能也。二方相合意义在于：清热解毒与凉血解毒并重；热与血结易留蓄下焦，黄连解毒汤苦寒清泄里热，可谓"甚者先平"，使瘀热速消；犀角地黄汤清血中伏火，黄连解毒汤泻三焦实火，合用之后使停留体内诸火皆清，颇具"釜底抽薪"之妙。

[方论精选]　至其辨法，发斑红赤者为胃热，紫为胃伤，黑为胃烂也。大抵鲜红起发者吉，虽大不妨；稠密成片，紫色者，半死半生；杂色青紫者，十死不一生矣，惟斑色紫者虽为危候，黄连解毒合犀角地黄汤连投数剂，亦可十中救二三；若斑黑色而下陷者，必死。(《重订广温热论》)

二、人参白虎合黄连解毒汤

[方　　源]　《专治麻痧初编》卷四。

[组　　成]　官拣参、净知母、熟石膏、生甘草、正雅连、川黄柏、片黄芩、黑栀仁。

[用　　法]　白米一撮为引，水煎，热服。

[功　　效]　益气生津，泻火解毒。

[主　　治]　麻疹发热，自汗太过。

[应用要点]　1.主症　麻疹布身，大热，烦渴引饮，汗出背微恶寒，口燥咽干，舌红苔黄，脉大无力。

　　　　　　　2.病机　实热火毒壅盛，过汗所致气津两伤。

[方义发微]　本方为白虎人参汤与黄连解毒汤相合而成。白虎加人参汤

清热益气生津，主治大热、大渴、大汗，但汗多而脉大无力，具有津气皆伤之证，症见汗出背微恶寒，身热而渴等。黄连解毒汤泻火解毒，主治一切实热火毒，三焦热盛之证，而见大热烦躁，热甚发斑等症。本证为感受时令毒邪，热毒充斥三焦，高热自汗太过伤及津气。二方相合，取白虎加人参汤清热与益气生津并用，因壮火可以食气，热盛可以伤津，故用之清补；然邪热内盛，火毒之邪仍存，故以黄连解毒汤泻火解毒，清泻上中下三焦之火，使火毒下降，诸症自平。方中黄连解毒汤苦寒易化燥伤阴，白虎加人参汤益气生津养阴，二方合用，既扶正祛邪，又可防止大寒伤中之偏。

[方论精选]　服双解散，汗下已通而仍不解者，皆因汗之彻，或已传经治之不及也。若表已解而里有微热烦渴者，用桂苓甘露饮，以和太阳之里。若内热太甚，大热、大烦、大渴者，用白虎汤合黄连解毒汤，以清阳明之里。（《伤寒附法》）

凡疹子渴喜饮水，纯是火邪，肺焦胃干，心火内亢故也。初热发渴者，升麻葛根汤加天花粉、麦门冬；渴甚者，人参白虎汤合黄连解毒汤主之。（《景岳全书》）

缘伤寒病热未解而饮酒者，则病增剧，转加热甚。脉弦数者，用小柴胡合解毒汤加乌梅、干葛、砂仁；脉洪者，用人参白虎汤合黄连解毒汤加干葛、乌梅、砂仁主之。（《赤水玄珠》）

麻疹发热自汗，或鼻血出，不须止之，亦发散之义。故汗者毒从汗散，衄者毒从衄解，但不可太过。如汗太多，人参白虎汤合黄连解毒汤清之；衄太甚，玄参地黄汤凉之。

麻疹渴喜饮水，纯是火邪，肺焦胃干，心火内亢故也。初发热作渴，升麻葛根汤加天花粉、麦门冬；渴甚，人参白虎汤合黄连解毒汤。(《幼幼集成》)

伤寒壮热烦渴，小便赤，不大便七八日，舌燥目赤，时闭乍开，仅啜粥汁耳。一医与清心温胆汤去香附，加辰砂、淡竹叶，而谵语益剧，脉伏不应。因与白虎汤合黄连解毒汤，诸证自若。乃煎人参三钱，黑姜一钱，兼服之脱然愈。(按：此与吴有性承气加人参合辙)(《先哲医话》)

三、黄连解毒合天水散

[方　　源]　《幼幼集成》卷六。

[组　　成]　黄连、黄柏、黄芩、栀子、滑石、甘草。

[用　　法]　净水浓煎，热服。

[功　　效]　清热泻火，燥湿止利。

[主　　治]　麻疹自利，或欲作痢。

[应用要点]　1.主症　下利赤白，或欲作痢也，里急后重，伴烦热口渴，小便黄赤或不利，舌红苔黄，脉数有力。

　　　　　　　2.病机　火热毒邪夹湿壅滞肠胃，致大肠传导失司，通降不利。

[方义发微]　本方为黄连解毒汤与天水散相合而成。黄连解毒汤具有清热泻火解毒之作用，适用于三焦火毒热盛之证，治疗身热下痢、热病吐血、外科痈疽疔毒等。天水散祛暑利湿，古籍载其功效为利小便及治疗一切热病、身热、吐利泄泻、肠

澼、下利赤白等。本证属湿热痢，二方相合，其用有二：黄连解毒汤清泻三焦火毒，即"暴注下迫，皆属于热"，其清热燥湿之功与天水散淡渗利湿之用相得益彰，使湿除利止；天水散具利小便之效，达"利小便而实大便"之功，亦从另一角度使利止。

[方论精选] 治麻疹自利，里急后重，欲作痢也。(《幼幼集成》)

四、生脉散合黄连解毒汤

[方　　源] 《伤寒舌鉴》。

[组　　成] 人参、麦冬、五味子、黄连、黄芩、黄柏、栀子。

[用　　法] 水煎服。

[功　　效] 益气养阴，清热解毒。

[主　　治] 伤寒五六日，误用汗、下，致津液枯竭，舌苔燥黑，厚而干者。

[应用要点] 1.主症　伤寒五六日，误用汗、下太过，或邪热灼烁，致津液枯槁，实者舌苔燥黑，厚而干者。

2.病机　热传少阴，津液枯槁。

[方义发微] 《舌鉴》中心黑厚干燥边红者，此邪热灼烁津液枯槁之候，宜生脉散合黄连解毒汤、黄龙汤以下之。(《辨舌指南》)

若曾经下，或屡下不减，乃宿滞结于中宫也。询其脉之虚实，及中气何如。实者润而下之；虚人神气不足，当生津固中气。有用生脉散，兑解毒汤而愈者；有用附子理中汤，冷服而愈者。一则阴极似阳，一则阳极似阴，不可不辨。

（《医灯续焰》）

用生脉散合黄连解毒汤，去黄柏，加柴胡、龙胆草、天门冬、甘草、知母，上水煎服，治肝经湿热，小便赤涩，或寒热，胁胀，痰咳等症，凡肝经有余之症并宜服之。（《祖剂》）

五、四物合黄连解毒汤

[方　　源]　《幼幼集成》卷六。

[组　　成]　当归、生地黄、白芍、川芎、黄连、黄芩、黄柏、栀子。

[用　　法]　净水浓煎，热服。

[功　　效]　凉血解毒。

[主　　治]　妇人火盛毒重，痘疹作热，经水不依期而至。

[应用要点]　1. 主症　经水不依期而至，痘疹作热，伴大热烦躁，口燥咽干，小便黄赤，舌红苔黄，脉数有力。

2. 病机　实热火毒充斥三焦，热毒犯溢肌肤而发痘疹；血热扰及冲任。

[方义发微]　本方为四物汤与黄连解毒汤相合而成。《医宗金鉴》载，"四物汤乃妇人经产一切血病通用之方"，各种经产病均可在四物汤的基础上加减。黄连解毒汤为泻火解毒的代表方，适用于一切三焦火毒热盛之证。通过二方相合后的药物组成，以方测证，可知本证之经水不依期而至，乃血热所致；而痘疹作热亦属热毒之邪所为。故合用四物汤及黄连解毒汤，其目的在于：既凉血分之热，又泻三焦实火，共清气分、血分之热毒。

[方论精选] 痘疹发热，经水妄行，却非天癸之期。此毒火内蕴，扰乱血海，迫经妄行，月事不以时下，宜玄参地黄汤，或四物合黄连解毒汤，以凉血为主，必欲其止。如久不止，中气虚弱，致生陷伏者有之。(《幼幼集成》)

六、四物三黄泻心汤

[方　　源] 《保命歌括》卷八。
[组　　成] 当归、生地黄、芍药、川芎、黄连、黄芩、大黄(酒制)。
[用　　法] 水煎服。
[功　　效] 清热泻火，凉血止血。
[主　　治] 热盛吐血、衄血。
[应用要点] 1.主症　吐血，衄血，伴面赤，胸痞烦热不安，大便干结，舌红苔黄，脉数。
　　　　　　2.病机　邪热内壅，迫血妄行。
[方义发微] 本方为四物汤与泻心汤相合而成。四物汤易熟地黄为生地黄，方名仍为四物汤，出自《医宗金鉴》，其功效为滋肝养血凉血，是治疗一切血分有热的基础方。泻心汤出自《金匮要略》，其功效泻火解毒，燥湿泻痞，主治邪火内炽，迫血妄行之吐血、衄血等。本方因有大黄，故加强泻火泄热之功，所谓"以泻代清"。二方相合，虽未见止血药物，然二方针对本证之病机——热入血分，迫血妄行，泄热泻火与凉血并重，断其病因，而达止血之目的。
[方论精选] 衄血之候，鼻中干燥，身热不渴，而苦头疼，是热伤阳络

也。有因伤寒失表者，当分有汗无汗之别。如热郁于营，其身无汗，用麻黄汤汗之。身有汗者，用桂枝汤治之。设无表病，因内热而衄者，用犀角地黄汤清之。热盛者，四物三黄泻心汤泻之，外用发灰散，或栀子末吹鼻，其衄自止。(《幼科指南》)

第六章

四物汤类合方

一、四物加芩连汤

[方　　源]　方出《保命集》卷下，名见《万氏女科》卷一。

[组　　成]　当归、生地黄、白芍、川芎、黄连、黄芩。

[功　　效]　清热凉血调经。

[主　　治]　血热而月经先期。

[应用要点]　1.主症　月经提前，量多色黑，质黏稠。伴心胸烦热，面红口干，大便燥结，小便短赤，舌质红，苔黄，脉数有力。

　　　　　　　2.病机　血热扰及冲任，血海不宁所致。

[方义发微]　本方为四物汤与黄芩汤相合而成。四物汤出自《局方》，为补血调血的经典方剂，用治冲任虚损引起的月水不调，崩中漏下等症。本方四物汤中之熟地黄易为生地黄，取其清热凉血之功。黄芩汤出自《圣济总录》卷七十七，本云治疗蛊毒痢，其功效是清热泻火解毒，清上中二焦之火。二方相合之前，四物汤凉血之功有余，而清热泻火之力不足；黄

芩汤虽能清热泻火，但无凉血之用。二方相合后，相辅相成，取长补短，治疗月经先期实热证，共奏清热凉血调经之功。

[方论精选]　经水先期而至，属热而实者，用四物汤加黄芩、黄连清之，名芩连四物汤。(《医宗金鉴》卷四十四)

本方主治形瘦素无疾，月经不及期而先行，由于血热者。(《万氏女科》)

本方治痘疹血虚，红赤顶陷，不成浆，只生清水。(《痘疹会通》)

二、茯苓补心汤

[方　　源]　《易简方便医书》。

[组　　成]　人参、苏叶、葛根、前胡、半夏、茯苓、陈皮、甘草、桔梗、枳壳、木香各三两，当归、熟地黄、芍药、川芎各一两半。

[用　　法]　上㕮咀。每服四钱，水一盏半，加生姜七片，大枣一个，煎至六分，去滓，不拘时候服。

[功　　效]　益气养血退虚热。

[主　　治]　男子、妇人虚劳发热，或五心烦热，并治吐血、衄血、便血并妇人下血过多致虚热者；或虚劳兼外感发热者。

[应用要点]　1.主症　久病虚劳或各种血证出血过多，出现发热或五心烦热，面白无华或颧红，神疲倦怠，气短懒言，心悸心烦，自汗盗汗，舌淡苔白，脉细无力。或兼有恶寒发热，头痛鼻塞，咳嗽痰多，苔白脉浮。

2. 病机　久病虚劳，气血亏虚，或久病失血，气随血亡，而致虚热内生。或气血亏虚，复又外感风寒，风寒客表。

[方义发微]　本方由参苏饮与四物汤相合而成。参苏饮为益气解表、理气化痰之方，用于治疗气虚外感之证；四物汤为补血之基本方，合二方而用，取参苏饮之益气、四物之补血，针对虚劳之气血两虚、久病失血之气血两伤，乃治病之本；而参苏饮除补气之外，还能解表退热、理气化痰，故用于退虚热，或针对兼有外感风寒者，表散外邪，此乃治病之标。二方合用，标本兼顾，表里同治。

[方论精选]　六部之脉，必有虚实，辨证用方，自无差谬。如左寸心脉，三按有力为实，其外症必口燥舌干，烦闷癫狂，汗如流水，面似桃花，小便短少，宜黄连泻心汤、麦冬汤、三黄汤、竹叶石膏汤。如左寸心脉，三按无力为虚，其外症多怔忡健忘，宜养心汤、归脾汤、茯苓补心汤。(《医学指要》)

茯苓补心汤治心虚耗，不藏精血，以致面色黄悴，五心烦热，咳嗽唾血，及妇人怀孕恶阻呕吐亦服之。(《仁斋直指方论》)

三、香附八珍汤

[方　　源]　《古今医统大全》卷八十四。

[组　　成]　香附子、人参、白术、茯苓、当归、白芍药、熟地黄、川芎、甘草各等分。

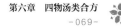

[用　　法]　上以水二盅，加生姜三片，大枣一枚，煎至八分服。

[功　　效]　益气养血，理气调经。

[主　　治]　经后续来，气血不足者。

[应用要点]　1.主症　月经不调，经后续来，淋沥不尽，量少色淡，或量
　　　　　　　　多质稀，倦怠乏力，面白无华，舌淡脉虚。

　　　　　　　2.病机　冲任不足，气血两虚。

[方义发微]　本方由香附一物丸与八珍汤相合而成。八珍汤是益气补血
　　　　　　的代表方，其中四君益气以生血、摄血，四物补血以养气，
　　　　　　治疗气血两虚的女子月经不调；加香附一味，疏肝理气调
　　　　　　经，肝气条达，则气血运行流畅，与八珍相合，以补为主，
　　　　　　略兼疏导，补中有通，如此，则血盛气行，月经按时而下。

[方论精选]　香附八珍汤治经后续来，气血不足者宜服之。(《古今医统
　　　　　　大全》)

　　　　　　产后用力太过，气虚发热，眩晕者，宜补中益气，如补中益
　　　　　　气汤、香附八珍汤之属。(《古今医统大全》)

四、姜附六合汤

[方　　源]　《医林纂要探源》卷八。

[组　　成]　当归、熟地黄、川芎、芍药、干姜各二钱，附子一钱。

[用　　法]　水煎服。

[功　　效]　温经散寒，养血调经。

[主　　治]　寒阻经血不行，兼见沉寒证者。

[应用要点]　1.主症　经行小腹拘急冷痛，得暖痛减，月经量少色暗，或

有血块，甚至闭经。形寒，手足冷，面色苍白，腰腹冷，舌淡暗或有瘀斑，脉沉迟或沉涩。

　　2. 病机　寒客冲任，胞宫气血凝滞，经血不行。

[方义发微]　本方由四物汤合姜附丸而成。姜附大辛大温，散胞宫之阴寒，使气血流行；四物养血活血调经。二方合用，阴寒散，阳气复，气血行，月经调。针对寒凝胞宫，经血不行之证，方简而精，标本兼顾，诸症得解，则月经正常。

[方论精选]　沉寒之甚，非姜、附不能除，寒甚而经绝不行，可加肉桂。此用桂、附，则须留生地以配之，而后桂附不至上僭。(《医林纂要探源》)

五、八物胶艾汤

[方　　源]　方出《医学入门》卷六，名见《产孕集》卷上。

[组　　成]　人参、茯苓、白术、甘草、熟地黄、芍药、当归、川芎、陈皮、半夏、阿胶、艾叶。

[用　　法]　水煎服。

[功　　效]　益气温经，补血安胎。

[主　　治]　胎漏，犯房下血者；月经淋沥，或经少，闭经，经行腹痛。

[应用要点]　1. 主症　妊娠胎漏下血，胎动不安，或月经淋沥，色淡质稀，或经少，闭经，经行腹痛，伴见面色无华，倦怠乏力，心悸气短，腰骶酸痛，小腹隐痛，舌淡，脉虚细。

　　2. 病机　冲任虚寒，气血亏虚，胞胎不固，经血妄行；或经血无源，行经不畅。

[方义发微]　本方为八珍汤与胶艾汤相合而成。八珍汤双补气血，胶艾汤温经养血止血，两方合用，益气温经，补血止血。偏于阳气虚者，气不摄血，则月经淋沥，气虚失血；或气虚不固，胎漏下血，用本方益气止血又补血，标本兼顾。对于气血不足，冲任空虚之经少闭经，用本方亦可益气养血调经。

[方论精选]　若因交合而动胎者，宜八物胶艾汤。(《产孕集》)

六、栀子六合汤

[方　　源]　《医垒元戎》。

[组　　成]　熟地黄、当归、川芎、芍药各四两，黄芩、栀子各半两。

[用　　法]　上为粗末，水煎服。

[功　　效]　补血调血，清热除烦。

[主　　治]　妊娠伤寒，汗下后，不得眠者。

[应用要点]　1.主症　妊娠妇女外感伤寒汗下后，身热虚烦不得眠，心中烦热懊恼，甚或烦躁不宁，舌淡红，苔薄微黄，寸脉盛。

　　　　　　　2.病机　妇人妊娠，阴血亏虚，外感伤寒汗下后，阴血已伤，余热未退，热扰于内。

[方义发微]　栀子六合汤由四物汤与芩栀汤二方相合而成。取四物汤补血调血以顾妇人之本；用芩栀汤清热除烦以祛未尽邪热。汗下后，虚烦不得眠本为伤寒汗后余热未清、热邪上扰所

致，但因虑其为妊娠妇人，恐苦寒之剂伤其胎气，故佐以四物汤以顾妇人之本。是证也，单以四物汤不能清解伤寒余热；纯用栀芩汤又难以照顾妇人妊娠之体，故将两方相合。一则补血调血以使胎安；一则清热除烦以解伤寒余热。

[方论精选] 栀子六合汤，若妊娠伤寒，汗下后不得眠者，宜服。(《仁斋直指方论》)

七、八珍加麦门冬五味子汤

[方　　源] 《医林纂要》卷九。

[组　　成] 当归、川芎、熟地黄、芍药、人参、甘草、茯苓、白术、麦冬、五味子。

[用　　法] 水煎服。

[功　　效] 益气养血滋阴。

[主　　治] 痘疮靥后，烦渴，咳喘。

[应用要点] 1. 主症　痘疮靥后，体倦乏力，气短自汗，喘咳少痰，烦渴引饮，口干舌燥，舌红少津，脉虚细数。

2. 病机　痘疮靥后，邪气已去，而气血津液皆虚。

[方义发微] 本方由八珍汤合生脉饮而成。痘疮疫邪侵犯人体而致病，邪毒损伤气血，邪热煎熬津液，故痘疮靥后，邪气虽去，但气血津液皆虚。故用八珍汤益气养血，气血充盛，则利于痘疮成痂、愈合，用生脉饮，益气养阴生津，治疗邪热久羁，气阴两伤所致烦渴，气短，喘咳。如此，气血得补，津液得生，正是痘疮邪去后，调补之法。

八、芩术四物汤

[方　　源]　《医宗金鉴》卷四十四。

[组　　成]　当归、熟地黄、芍药、川芎、黄芩、白术。

[用　　法]　水煎服。

[功　　效]　清热益气，补血止血。

[主　　治]　经水先期，血多因热者；妊娠胎动下血。

[应用要点]　1.主症　月经先期，色红量多，或妊娠下血，胎动不安，伴
　　　　　　　　　有心中烦热，面赤口渴，舌红脉数。

　　　　　　　2.病机　血分有热，经血妄行，或血热气虚，胎漏、胎动
　　　　　　　　　不安。

[方义发微]　本方由四物汤与芩术汤相合而成。芩术汤（安胎丸）清热凉
　　　　　　　血，益气安胎；四物养血补血调经。两方合用，治疗血分
　　　　　　　有热，经血妄行所致月经先期量多，清热以治出血之因，补
　　　　　　　血以治出血之果；更可用于血热气虚所致妊娠胎动、下血，
　　　　　　　黄芩清热凉血，白术益气，二药为安胎圣药，四物补血以
　　　　　　　养胎。

[方论精选]　当归饮即芩术四物汤，抑阳助阴，调理经脉，若月水过多，
　　　　　　　别无余证。（《济阴纲目》）

九、陈朴四物汤

[方　　源]　《医林纂要探源》卷八。

[组　　成]　当归、熟地黄、芍药、川芎、陈皮、厚朴。

[用　　法] 水煎服。

[功　　效] 养血活血，理气调经。

[主　　治] 气滞经阻，月经过期后行，或色淡有瘀。

[应用要点] 1.主症　月经后期，色淡或暗，伴乳房、两胁、少腹胀痛，
经后痛减，或情志不畅，舌色暗，脉弦或涩。

2.病机　肝经气滞，又兼血虚血瘀，经行不畅。

[方义发微] 本方由四物汤与朴陈汤相合而成。四物汤是调经的基础方，
养血活血，补血而不滞血，行血而不破血，治疗血虚血滞，
月经不调；朴陈汤理气除滞，气为血之率，气行则血行，能
助四物之活血。故二方，一为理血，一为理气，合而用之，
治疗气滞血瘀或又兼血虚之月经不调。

[方论精选] 气血交郁，夹湿为痰，则加陈皮以宣通上下之气；厚朴以开
脾土之郁，且燥湿破宿血也。(《医林纂要探源》)

十、猪苓汤合四物汤

[方　　源] 经验方。

[组　　成] 当归3.0~4.0g，芍药3.0~4.0g，川芎3.0~4.0g，猪苓3.0g，
地黄3.0~4.0g，茯苓3.0g，滑石3.0g，泽泻3.0g，阿胶3.0g。

[用　　法] 水煎服。

[功　　效] 补血活血，清热利水养阴。

[主　　治] 小便不利。对妇女慢性泌尿系感染久治不愈兼有血虚症状
者，效果尤佳。

[应用要点] 1.主症　尿频、尿痛、排尿困难、尿后余沥不尽，并见有皮

肤枯燥、面色少华，或见发热，心烦不寐，口渴欲饮，舌淡苔水滑，脉细数。

2. 病机　久病体虚，水热互结，气化不行。

[方义发微]　本方为《伤寒论》猪苓汤和《局方》四物汤的合方。猪苓汤以猪苓、茯苓、泽泻渗利小便，滑石清热通淋，阿胶滋阴润燥。五药合方，渗利与清热养阴并进，利水不伤阴，滋阴不敛邪，使水邪去，邪热清，阴液复，主治水热互结，气化不行，阴液被伤之小便不利证兼有发热、心烦、口渴等症状者。四物汤为治血之祖剂，归、芎、芍、地四药相合，组方得体，补血而不滞血，行血而不破血，为治疗妇科病及诸多血分病证的基础方。猪苓汤与四物汤相合，则更增强了猪苓汤滋阴补血之力，且又益以调血活血之用，因此对在猪苓汤证的基础上兼见有皮肤枯燥、气色欠佳及其他气虚血滞症状和妇女因泌尿性感染日久而体虚者，尤为适宜。

[方论精选]　用于肾结核，膀胱功能障碍，以尿频、尿急、尿痛为主者。对于肾脏摘除术后仍有膀胱功能障碍者可取效。(《诊疗的实际》)

用于肾、膀胱结核，但体虚不很明显，且无胃肠功能障碍者。(《诊疗医典》)

用于排尿异常。(《症候别治疗》)

第七章

四君汤类合方

一、二妙散（《朱氏集验方》）①

[方　　源]　《朱氏集验方》卷十。

[组　　成]　苍术、厚朴、陈皮、甘草、人参、茯苓、白术。

[用　　法]　先合煎数服，然后服三灰散、四神散。

[功　　效]　益气健脾，固崩止带。

[主　　治]　妇人血崩，带下。

[应用要点]　1.主症　妇女月经先期量多，崩漏；或带下量多，质清稀色
　　　　　　　　　　　白，伴面色淡白无华，神倦乏力，气短懒言，纳呆
　　　　　　　　　　　食少便溏，舌淡，脉虚。

　　　　　　　2.病机　脾气虚，失于统血，冲任不固；或脾失健运，湿聚
　　　　　　　　　　　下注带脉。

[方义发微]　本方由平胃散合四君子汤而成。四君子汤补中益气健脾，
　　　　　　　治疗脾虚气弱之本，脾气健运，则能统摄血液，行而不溢；
　　　　　　　还能够运化水湿，水湿得运得化，则不会下注带脉。平胃
　　　　　　　散燥湿行气，助四君子汤健脾，更能直接祛除湿邪。先用

本方数服之后，再服三灰散、四神散，此二方，收涩止血，固崩止带。先补后涩，补涩相成，治疗脾虚血崩或脾虚带下。

二、二妙散(《朱氏集验方》)②

[方　　源] 《朱氏集验方》卷六。

[组　　成] 白扁豆、缩砂仁、人参、茯苓、白术、黄芪、芍药、桂枝、炙甘草、生姜、大枣、饴糖。

[用　　法] 同煎服。

[功　　效] 益气健脾，温中缓急。

[主　　治] 虚寒腹痛、胃脘痛，腹泻，痢疾，痞证，痔疾。

[应用要点] 1.主症　神疲，肢倦，纳少，腹胀满，或脘腹隐痛，拘急，畏寒喜暖，或便溏腹泻，自汗，舌淡苔白，脉虚细或沉迟。

2.病机　脾胃气虚，中阳虚寒，饮食水湿运化无力。

[方义发微] 本方由四君子汤合黄芪建中汤加白扁豆、砂仁而成。四君子汤药味平和，不热不燥，平补不峻，益气补中，健脾养胃；黄芪建中汤辛甘化阳，酸甘化阴，补中有温，缓急止痛，扁豆、砂仁芳香理气化湿，使上二方补中有通。合而成方，既能补气健脾，助运化，又能温阳散寒缓急。治疗脾胃气虚、中阳虚寒所致脘腹痛、痞满、腹泻、久痢、痔疾等。

三、八珍散

[方　　源]　《瑞竹堂方》卷四。

[异　　名]　八物汤（《医学正传》卷三）、八珍汤（《外科发挥》卷二）。

[组　　成]　当归（去芦）、川芎、熟地黄、白芍药、人参、甘草（炙）、茯苓（去皮）、白术各一两。

[用　　法]　上㕮咀。每服三钱，水一盏半，加生姜五片，大枣一枚，煎至七分，去滓，不拘时候，通口服。

[功　　效]　益气养血。

[主　　治]　气血两虚，面色苍白或萎黄，头昏目眩，四肢倦怠，气短懒言，心悸怔忡，食欲减退；妇人气血不足，月经不调，崩漏不止，胎萎不长，或习惯性流产；外证出血过多，溃疡久不愈合者。

[应用要点]　1. 主症　面色淡白或萎黄，头晕眼花，四肢倦怠，气短懒言，心悸怔忡，食欲减退，或女子月经不调，舌淡，苔薄白，脉虚细。

2. 病机　气虚而血之生化不足，或失血而致伤气，终成气血两虚，而形神失养。

[方义发微]　本方由四君子汤与四物汤合方而成。取四君补脾益气，用四物补血调血。益气又能生血，补血又能养气，二者相辅相成，则气旺血生，治疗各种气血两虚之病证，如脾胃虚弱而气血生化不足、久病气血耗伤、因失血而血虚气弱等，是临床气血双补的基本方。

[方论精选]　血气俱虚者，此方主之。人之身，气血而已。气者百骸之父，血者百骸之母，不可使其失养者也。是方也，人参、

白术、茯苓、甘草，甘温之品也，所以补气。当归、川芎、芍药、地黄，质润之品也，所以补血。气旺则百骸资之以生，血旺则百骸资之以养。(《医方考》)

四君、四物合为八珍，按之药理功能，可谓四君气药，能助脾阳；四物血药，能养脾阴。一属于气，一属于血。只可专主脾胃讲，决不能泛泛然谓四君补气，四物补血。(《沈氏女科辑要笺正》)

本方调畅营卫，滋养气血，能补虚损。(《瑞竹堂经验方》)

本方能进美饮食，退虚热。(《外科发挥》)

四、芎归六君子汤

[方　　源]　《医方集解》。

[组　　成]　当归、川芎、人参、白术、茯苓、甘草、橘红、半夏。

[用　　法]　加生姜，水煎服。

[功　　用]　益气健脾，化痰通络，养血活血。

[主　　治]　妇人体肥气虚，痰滞经络，经水后期，其来涩少。

[应用要点]　1.主症　体肥痰盛，倦怠乏力，胸脘痞闷，食欲不振，恶心呕吐，大便不实，或咳嗽痰多稀白，或妇女月经后期，其来涩少，舌质淡，苔白厚，脉缓。

　　　　　　　2.病机　气血两虚，痰湿内蕴。

[方义发微]　本方系芎归汤与六君子汤的合方，其中芎归汤养血活血，行瘀止痛，主治血证；六君子汤益气健脾，燥湿化痰，主治脾胃气虚，兼有痰湿。体肥之人多痰湿，多气虚。而脾胃

为气血生化之源，脾虚则气血生化不足，气血两虚故妇女月经量少，后期。并且脾虚运化水湿功能失健，而痰湿内生，故胸脘痞闷，恶心呕吐，咳嗽痰多，不思饮食等诸症丛生。两方相合，相辅相成，既可健脾燥湿化痰，又能益气养血活血。若单以六君子汤治之则养血活血之力不足，纯以芎归汤则无健脾益气、燥湿祛痰之功。相合后气血同治，标本兼顾，而实现脾胃得健，痰湿可除，血充气足之目的。

[方论精选] 治经水后期，其来涩少，形体肥盛，乃因气虚而痰滞于经络，用此方服之。(《验方新编》)

徐氏积年痛经，属血中气滞。用调经饮：当归、牛膝、制香附、茯苓、山楂肉，加乌药、小茴香。痛止后，因夹虚迟早不调，用芎归六君子汤加益母膏、白芍、香附、红枣而经调。(《类证治裁》)

肝脾虚损，芎归六君子汤。(《类证治裁》)

五、星附六君子汤

[方　　源] 《医门法律》卷五。

[组　　成] 人参、茯苓、白术、甘草、橘红、半夏、天南星、附子。

[用　　法] 附子先煎一小时，再加余药同煎，取汁温服。

[功　　用] 健脾祛痰，温阳化饮，祛风止痉。

[主　　治] 痰饮、慢惊风。

[应用要点] 1.主症　胸脘痞闷，不思饮食，恶心呕吐，咳嗽痰多稀白，以及肝风夹痰，悸眩瞤惕，头痛，颈背强硬，舌苔

白润，脉弦滑。

2.病机　脾胃气虚，兼见风痰流窜经隧。

[方义发微]　本方以六君子汤与星附汤相合而成。其中六君子汤益气健脾，燥湿化痰，主治脾胃气虚兼有痰湿，不思饮食，恶心呕吐，胸脘痞闷，大便不实或咳嗽痰多稀白等症。星附汤燥湿化痰，祛风止痉。从本方主治来看，星附汤中应为白附子更为适宜，因其治疗慢惊风，而其病因确系风痰壅盛所致。合方中的六君子汤益气健脾，燥湿化痰，而无祛风止痉之效；星附汤燥湿化痰，祛风止痉而少益气健脾之功。两方相合，六君子汤健脾除痰，以治其本。星附汤性味辛苦偏湿，其能行能散能燥，善于搜风祛痰，以治其标。实现标本同治，进而达到脾健痰除风祛之目的。

[方论精选]　一痫者，痰迷心窍，阻其灵明之气。古云：一阴一阳变乱谓之痫。须辨明五脏五声，以分牛痫、马痫、猪痫、羊痫、鸡痫五症，然后治之可中其窍也。必聆其声以知其症，如病时肢搐，痰涎上潮，目瞪，声重如牛吼者，名牛痫；如肢搐，头摇，足掷，扬声如马鸣者，名马痫；如身重，头嘴向地，涎涌，声出不响者，谓猪痫；开口而叫，吐涎足搐，声如羊芊者，名羊痫；如两手如舞，面赤，声焦如鸡鸣者，曰鸡痫。皆不外乎五志之火，动扰不宁，痰阻内窍而成。治宜加减星附六君子汤为主，各加引经药品以向导之可也。（《医方简义》）

吐泻一证，幼儿脾胃受伤，陡变惊搐最多。徐云：此证多是痰湿。若是不正秽气触入，或口食生冷，套用正气散、六和汤、五积散之类。正气受伤，肢冷呃忒，呕吐自利，即用钱氏益黄散。有痰用星附六君子汤、理中汤等。倘热气深伏，烦渴引饮，呕逆者连香饮，黄连竹茹橘皮半夏汤。热闭神昏，用至宝丹。寒闭，用来复丹。(《温热经纬》)

小儿血脉筋骨未充，多虚热，亦多虚寒。世医于虚热证，惑于外感风寒，而不知补中以除热。于虚寒证，狃于稚年阳体，而不知温中以逐寒……如慢惊呕吐，痰涎上潮，此是纯阴用事而不支也，当用星附六君子汤固正祛邪之法……至若风痰非南星莫效，寒痰非白附不除，而当寇深之日，有四君以坐镇其间，此为有制之师。(《医学举要》)

六、姜附四君子汤

[方　　源] 《症因脉治》卷四。

[组　　成] 干姜、附子、人参、白术、茯苓、炙甘草。

[用　　法] 水煎，去滓温服。

[功　　效] 回阳救逆，健脾益气。

[主　　治] 寒气霍乱；半产，身热面赤，脉沉而细。

[应用要点] 1.主症　呕吐清冷之物，下利清谷，面色萎黄，气短乏力，身热，面潮红，舌淡苔白，脉沉细而弱。

2.病机　素体脾虚中阳不足，又感外寒入犯胃腑，致胃失和降；或妇人半产，血虚寒生，阴盛格阳。

[方义发微] 姜附四君子汤由姜附丸与四君子汤二方相合而成，取姜附丸温阳散寒以救阴盛格阳；用四君子汤健脾益气以补虚和胃。平素脾胃虚弱，脾失健运，故面色萎黄、气短、乏力、时

便溏。又暴感寒邪，入于胃腑，致使胃失和降，清阳不升，浊阴不降，清浊之气干于中而呕吐清冷，下利清谷。及或妇人半产之后，血虚阳微，阴气更盛而格阳于外，又现身热、面潮红等真寒假热之征。是证也，单以姜附丸难健脾益气以补平素及产后之虚损；纯用四君子汤难温阳散寒以救阴盛格阳之势，故将两方相合。一则回阳救逆以散寒和胃、止呕止利；一则健脾益气以补虚损。

七、姜桂六君子汤

[方　　　源]　《症因脉治》卷二。

[组　　　成]　陈皮、半夏、人参、茯苓、白术、甘草、干姜、肉桂。

[用　　　法]　水煎，温服。

[功　　　效]　温阳散寒，健脾益气化湿。

[主　　　治]　寒气呕吐。

[应用要点]　1. 主症　呕吐冷涎或夹有不化食物，食少纳差，面色萎黄，口淡不渴，腹痛而冷，舌淡苔白，脉沉迟而弱。

2. 病机　脾胃虚弱，中阳不足，寒湿内生。

[方义发微]　姜桂六君子汤由姜桂散与六君子汤二方相合而成。取姜桂散温中暖胃以散寒；用六君子汤健脾补气以化湿。本为脾胃虚弱，失于健运，故表现食少纳差，面色萎黄，口淡不渴。加之饮食不节，过食寒凉，致使脾胃更虚而寒湿内生，寒湿中阻失于温化而胃失和降，故呕吐冷涎或夹有不化食物。寒阻气机，内凝血脉，故腹痛而冷。是证也，单以姜

桂散难健脾益气以治虚损；纯用六君子汤难温阳散寒以化饮止呕，故将两方相合。一则温阳散寒以化饮止呕；一则健脾益气以补脾胃之虚。本虚得补、标寒得散则诸症随解。

[方论精选] 痢止疟不止，用姜桂六君子汤。(《彤园医书》)

气分实热或风热、风寒等证，俱痛无止息。虚寒证上午痛必至下午方减(治者或姜桂六君子汤、补中益气汤之属)。(《白喉辨证》)

八、茯苓饮合半夏厚朴汤

[方　　源] 经验方。

[组　　成] 茯苓5.0g，白术4.0g，人参3.0g，生姜3.0~4.0g，陈皮3.0g，枳实1.0~2.0g，半夏5.0~6.0g，厚朴3.0g，紫苏叶2.0g。

[用　　法] 水煎服。

[功　　用] 涤痰化饮，降逆止呕。

[主　　治] 神经不安，神经性胃炎，妊娠恶阻，留饮，胃炎等见有气机阻塞，咽喉食道部有异物感，时起动悸，眩晕，恶心，胸闷，尿少等症状者。

[应用要点] 1.主症　心悸头眩，咽中异物感，胸闷喘急，或咳或呕，尿少，舌体胖大，苔白厚腻，脉弦滑。

2.病机　脾气虚弱，痰饮结聚，气机上逆。

[方义发微] 此方为日本经验方，系将《金匮要略》半夏厚朴汤与《外台秘要》茯苓饮合方而成。茯苓饮是为治疗停痰宿水，吐后脾虚，胸满不能食而设；半夏厚朴汤治痰气郁结，咽中炙脔

之梅核气，两方相合，行气健脾，涤痰化饮之力益彰。方中人参、茯苓、白术健脾益气，使水饮得行；半夏、生姜、陈皮涤痰行气，使逆气得降；厚朴下气除满，助姜、夏以散结；枳实化痰除痞，合陈皮以行气；更加紫苏叶芳香醒脾，行气开郁使结气得行，诸药相合，共奏健脾益气，行气开郁，涤痰化饮，降逆止呕之功，对痰饮结聚、气机上逆所致之恶心呕吐、心悸头眩、胸闷尿少、咽中阻塞等症确有卓效。

[方论精选]　主治胃肠虚弱、胃中胀气，腹部胀满而不欲饮食。用于胃炎、胃下垂症、胃张力弛缓症，神经官能症、妇人病、支气管哮喘、支气管炎、百日咳、妊娠恶阻等。(《诊疗医典》)

本方用于发作性心悸，不安、忧虑且有咽喉异物感、咽下困难者。(《治疗的实际》)

本方治疗胃液分泌过多、胃肠虚弱、扁桃体炎、声哑、咽喉刺激感。(《处方解说》)

本方用于留饮、胃神经衰弱、神经性食道狭窄、更年期综合征、癔病、白塞综合征、急慢性支气管炎、食道水肿、声门浮肿、阴囊水肿。(《汉方处方案》)

主治小儿消化不良、食道痉挛、神经性心脏不舒。(《应用的实际》)

第八章

理中汤类合方

一、附子理中汤

[方　　源] 《三因极一病证方论》卷二。

[组　　成] 大附子（炮，去皮脐）、人参、干姜（炮）、甘草（炙）、白术各等分。

[用　　法] 上锉散。每服四大钱，水一盏半，煎至七分，去滓服，不拘时候。口噤则灌之。

[功　　效] 补肾回阳，温中散寒。

[主　　治] 脾胃虚寒，腹痛食少，泄利呕逆，口噤肢厥，以及寒厥，霍乱脏毒，阴斑瘴毒，喉肿疮疡，口舌生疮，脉沉迟或沉细；并治阴盛格阳，发热烦躁。

[应用要点] 1.主症　泻利呕吐，腹冷痛，口不渴或渴喜热饮，四肢厥冷，神疲欲寐，阴盛格阳，发热烦躁，舌淡苔白或灰黑湿嫩，脉沉迟或沉细。

2.病机　脾肾阳微，中寒内生，甚则阴盛格阳。

[方义发微] 附子理中汤由理中汤与四逆汤二方相合而成，取理中汤温中

散寒以治中焦虚寒、脾运失司；用四逆汤回阳救逆治肾阳亏虚、阴寒内盛格阳于外。因脾阳不足，中焦虚寒内生，导致脾不升清，胃不降浊而症现泻利、呕吐。中焦寒盛，故腹冷痛，得温热可稍缓，口不渴或渴喜热饮。肾为阴阳之根，肾阳虚衰则全身阳气不足，故精神萎靡欲寐，四肢厥冷，下利清谷。病在中下二焦且以阴盛阳衰为机，故脉现沉迟或沉细。且当阳极微而阴盛极之时，出现阴盛格阳而有发热烦躁"真寒假热"之征，其阳微阴盛程度可见一斑。是证也，单以理中汤难以温肾阳而暖全身，更无回阳救逆之用；纯用四逆汤难温运中阳以健脾胃、散寒邪，故将两方相合。一则温中健脾以祛中焦虚寒；一则温肾回阳以发挥救逆之功。

[方论精选]　论得寒厥之由，以其人阳气衰，不能渗荣其经络，阳气日损，阴气独在，故手足为之寒也，附子理中汤。论得热厥之由，则谓其人必数醉，若饱以入房，气聚于脾中，肾气日衰，阳气独胜，故手足为之热也，加减肾气丸。(《张氏医通》)

大凡证之虚极者必夹寒，理势然也，故虚脉行指下，则益火之源以消阴翳，可划然决矣。更有浮取之而且大且软，重按之而豁然如无，此名内真寒而外假热，古人以附子理中汤冰冷与服，以治其证也。(《医学指要》)

太阴腹满自利，脉沉而细者，附子理中汤主之。(《敖氏伤寒金镜录》)

二、芎归理中汤

[方　　源] 《产科发蒙》卷三。

[组　　成] 人参、白术、甘草、干姜（炒黑）、川芎、当归。

[用　　法] 水煎，温服。

[功　　效] 温中健脾，活血补血。

[主　　治] 产后疲劳甚者及产前患下利，而产后有热者。

[应用要点] 1. 主症　妇人妊娠久利不止，时腹冷痛，产后气短乏力，面白少华，时有身热，口渴喜热饮而不多，舌质暗淡，苔薄白，脉沉弱而涩。

2. 病机　平素中阳不足，脾胃虚弱，产后气血损伤，瘀血内停。

[方义发微] 芎归理中汤由理中汤与芎归饮二方相合而成，取理中汤温中健脾以补虚散寒；用芎归饮补血活血以补损祛瘀。素体中阳不足，脾失健运，故久利不止时腹冷痛。加之产后气血损伤而现气短、乏力、面白少华等症。本平素中阳不振，又产时护理失宜，致使瘀血内停而现口渴喜热饮却不欲多饮，时有身热而以夜晚为甚。是证也，单以芎归饮难温运中阳而健脾补虚；纯用理中汤难活血补血以祛瘀补损，故将两方相合。一则温阳健脾以散寒补虚；一则活血补血以祛瘀补损。

[方论精选] 心腹疼痛，多由血瘀气结，夹寒而起，宜芎归理中汤。（《产孕集》）

产后疲劳甚者及产前患下利而产后有热者，俱宜用芎归理中汤，尤效。但当倍加人参，用干姜炒黑者。若恶露下多，

虚惫甚，热壮而口燥者，将还元煎煎成，临服加童子小便一小杯，兼以双乌散，屡试屡效。(《产科发蒙》)

三、丁附汤

[方　　源]　《世医得效方》卷十一。

[组　　成]　人参、白术、甘草、丁香、附子、干姜。

[用　　法]　用水煎煮，去滓冷服。盖遇冷则相入，庶不吐出。

[功　　效]　温中散寒，降逆止呕。

[主　　治]　寒呕，中脘停寒，饮食喜辛热，物入口即吐出。

[应用要点]　1. 主症　恶心，食入即吐，脘腹冷痛而胀，得温热稍缓，舌淡，苔白滑，脉沉迟。

　　　　　　　2. 病机　脾胃虚寒，胃中寒气内积而盛，不能腐熟水谷、运化饮食，致胃失和降，中下焦皆寒。

[方义发微]　丁附汤由理中汤与丁附散二方相合而成，取理中汤温中健脾以化食散寒；用丁附散温暖肝肾以降逆除寒。本证初为脾胃虚寒，中阳不运，致使寒积于胃而现恶心、呕吐、脘腹冷痛而胀、喜食辛热之物。寒积日久波及肝肾，形成中下焦皆寒，而中下焦之阳气不得交通，进一步加重了胃中寒积而见物入口即吐之势。当此之时，单以理中汤难温散下焦肝肾之寒，正所谓"理中汤理中也"，此病在中下二焦，纯用丁附散难以温运中阳以散胃寒，故将两方相合，一则温中运脾以散中焦之寒；一则温肾暖肝降逆以散下焦之寒，中下焦寒气得散则阳气交通，呕逆之势可除。另外，服法中明确

冷服，是反佐法在服药中的具体运用。由此亦可见寒气之盛已达到格药热的程度。

[方论精选] 寒呕，中脘停寒、饮食喜平热，物入口，即吐出，宜二陈汤，加丁香十粒，或理中汤加附子半钱，不效，则温中汤，甚则附子理中汤或丁附汤并须冷服。（《秘传证治要诀及贵方》）

四、丁蔻理中丸

[方　　源] 《全国中成药处方集》(南昌方)。

[组　　成] 党参、焦术、炙甘草、干姜各三两，白豆蔻、公丁香各一两。

[用　　法] 上为细末，水泛为丸，如绿豆大。每服二至三钱，开水送下，每日两次。

[功　　效] 温中健脾，散寒化湿消胀。

[主　　治] 脾胃虚寒，胸膈满闷，腹胁胀痛。

[应用要点] 1.主症　胸膈满闷不舒，腹胁胀痛，得寒则胀满疼痛更甚，食少纳差，口淡不渴，舌淡苔白腻而滑，脉沉迟。

2.病机　脾胃虚寒，中阳失运，寒湿内生，阻滞胸、脘、胁气机。

[方义发微] 丁蔻理中汤由丁蔻散与理中汤二方相合而成，取丁蔻散辛温芳香以温化寒湿；用理中汤辛甘温热以温中运脾。本为脾胃虚寒，中阳不运，致使食少纳差，口淡不渴；中虚失运，寒湿之邪内生而蕴积于中，阻滞气机，导致胸满、腹胀、胁痛。得寒则寒湿之邪阻滞气机更甚，诸证表现亦随之加重。

是证也，单以丁蔻散难温中运脾以散中寒；纯用理中汤难温化中州寒湿，故将两方相合。一则温中以散寒；一则化湿以除满。

[方论精选]　若已化三阴疟，俗称四日两头，则属寒湿伤脾，脾阳内郁，久则多成疟母，乃脾胀也。治法以疟疾五神丹为最验，外贴阿魏消痞膏，以缓消之。次以丁蔻理中丸一钱五分，和鳖甲煎丸一钱五分，每服三钱，用向日葵叶七片，生姜一钱，大红枣四枚，煎汤送下，约三星期即效，屡验不爽。（《湿温时疫治疗法》）

五、理中化痰汤

[方　　源]　《明医杂著》卷六。

[组　　成]　人参、白术（炒）、干姜、甘草（炙）、茯苓、半夏（姜制）。

[用　　法]　上为末，水为丸，如梧桐子大。每服四五十丸，白滚汤送下。

[功　　效]　温中散寒，化痰降逆止呕。

[主　　治]　脾胃虚寒，痰涎内停，呕吐少食；或大便不实，饮食难化，咳唾痰涎。

[应用要点]　1.主症　呕吐食物或清冷痰涎，每因劳累或进食生冷而发，胸痞脘闷，大便稀，时夹有不化之物，食少纳差，口不渴，舌淡苔腻而滑，脉沉缓而弱。

　　　　　　　2.病机　中阳不足，脾胃虚弱，水液失于运化，生痰聚饮，积于胃中。

[方义发微] 理中化痰汤由理中汤与小半夏加茯苓汤二方相合而成，取理中汤温运中阳以健脾胃而散寒；用小半夏加茯苓汤化饮祛痰以降逆止呕。中阳不足，脾胃虚弱，无以腐熟水谷而食少纳差，大便夹有不消化之物。脾不升清故作泄，胃不降浊故呕吐。脾不运化水液，聚饮成痰，积于中焦，故胸痞脘闷，呕吐痰涎等诸症随作。是证也，单以理中汤难祛化已成之痰饮而降胃气；纯用小半夏加茯苓汤难温运中阳以健脾胃而绝痰饮生成之源，故将两方相合。一则温运脾阳以健脾胃而治本；一则化饮降逆以祛痰而治标。标本兼顾，药中病机，诸症随即可愈。

六、理中加半夏汤

[方　　源] 《医垒会约》卷四。

[组　　成] 人参、白术各二钱，干姜（炒）一钱，甘草（炙）一钱，生姜、半夏各一钱半。

[用　　法] 水煎服。如虚热格拒，冷服。

[功　　效] 温中散寒，祛痰降逆。

[主　　治] 脾胃虚寒，吞酸，冷咽涎沫，呕吐。

[应用要点] 1. 主症　呕吐涎沫，吞酸，腹冷痛，口不渴，胸痞痰多，舌淡苔白滑，脉弦迟。

　　　　　　 2. 病机　中阳不足，脾胃虚寒，痰饮内生，停聚于胃，胃气上逆。

[方义发微] 理中加半夏汤由理中汤与小半夏汤二方相合而成，取理中汤

温运中阳而散寒；用小半夏汤化痰降逆以止呕。中阳不足，虚寒内生，故腹中冷痛，虚寒客胃故吞酸。更为主要的是由于中阳虚而失健运，致使痰涎冷饮内生而积于胃，胃气上逆而现呕吐痰涎冷饮，胸痞不舒等症。是证也，单以理中汤难祛化已成之痰饮而呕吐继作；纯用小半夏汤难健运中州而痰饮生成不绝，故将两方相合。一则温运脾阳以绝痰饮之源；一则祛化痰饮以散聚集之痰而降逆和胃。两方相合，切中肯綮。

[方论精选]　理中加半夏汤，热补，治病在中焦，脾胃虚寒，食入反出者。(《不知医必要》)

理中加半夏汤治脾胃虚寒，吞酸，冷咽涎沫，呕吐。(《罗氏会约医镜》)

七、半夏理中汤

[方　　源]　《产科发蒙》卷二。

[组　　成]　半夏、干姜、附子、人参、白术、甘草。

[用　　法]　以水一盏半，煎至一盏，温服。

[功　　效]　温中补虚，降逆止呕。

[主　　治]　胃中虚冷，呕吐不止。

[应用要点]　1.主症　脘腹冷痛，喜温喜按，得温则缓，呕吐不消化食物，食少纳差，面色苍白，气短乏力，舌淡苔白而腐，脉沉迟而弱。

2.病机　脾胃虚寒，失于温运，胃气上逆。

[方义发微] 半夏理中汤由半夏干姜散与附子理中汤二方相合而成。取半夏干姜散温中降逆以止呕吐；用附子理中汤温中健脾以行脾运散虚寒。脘腹冷痛，喜温喜按，得热则痛缓，食少纳差，均系脾胃虚寒，中阳失运。脾不运则食积于中，阳不足则寒自内生，寒食积滞于中，致使胃气失于和降而上逆作呕。当此之时，单以半夏干姜散不能温运脾阳以复脾运；纯用附子理中汤难降胃气以止呕吐，故将两方相合。一则温中健脾以复脾运；一则降逆止呕以使胃和。待脾升胃降，升降有序之时，其病自瘳。

[方论精选] 呕者，声物俱有而旋出。吐者，无声有物而顿出。有声无物，为干呕也。较之轻重，则呕甚于吐矣。盖表邪传里，里气上逆，则为呕也。大抵邪在半表半里，则多呕，及里热而呕者，俱用小柴胡汤。故经云：呕多，虽有阳明证，不可攻，攻之为逆。若太阳少阳合病而呕者，黄芩加半夏汤。太阳阳明合病，当自利，若不利而呕者，葛根半夏汤。三阳发热而呕，俱用小柴胡汤。先呕后渴，此为欲解，当与水解。先渴后呕，为水停心下，赤茯苓汤。若阳明证，发热汗出，心烦痞硬，下利呕吐，大柴胡汤。若胃冷，脉沉迟，不食，小便利者，半夏理中汤加姜汁。利而见厥逆者，难治，以其虚寒之甚也。（《伤寒六书》）

八、理中吴茱萸汤

[方　　源] 《医林绳墨大全》卷一。

[组　　成] 人参、白术、干姜、甘草、吴茱萸、生姜、大枣。

[用　　法] 水煎，温服。

[功　　效] 温中健脾，降逆止呕。

[主　　治] 太阴自利不渴，痰多而吐，或手足厥冷，胸满烦躁。

[应用要点] 1.主症　呕吐涎沫，下利，脘腹冷痛，吞酸嘈杂，时巅顶作痛，或手足四末厥冷，舌淡苔白滑，脉沉迟或弦迟。

2.病机　脾胃虚寒，化生痰饮，虚寒入犯厥阴，痰饮随肝胃寒气上逆。

[方义发微] 理中吴茱萸汤由理中汤与吴茱萸汤二方相合而成。取理中汤温运中阳以健脾散寒，用吴茱萸汤温中降逆以散寒饮。是证病位在脾，由于脾阳不足，虚寒内生，故现下利，脘腹冷痛，甚或手足四末厥冷。脾失健运则痰饮内生，虚寒之气聚于胃扰于肝经，肝胃之气上逆夹痰饮上冲，故呕吐涎沫，巅顶时痛等随作。是证也，单以理中汤难暖肝以散肝经之寒而降肝之逆气；纯用吴茱萸汤难健运脾阳以坐镇中州，故将两方相合。一则温中健脾以绝虚寒之源；一则暖肝和胃以化饮降逆而止呕，如此则脾阳充、寒气散、逆气降，诸症随除。

九、真武汤合理中汤

[方　　源] 经验方。

[组　　成] 茯苓5.0g，人参、芍药、白术、甘草、干姜各3.0g，

附子 0.5g。

[用　　法]　水煎服。

[功　　效]　温中散寒，健脾利水。

[主　　治]　体力低下或素来体虚，见慢性腹泻，食欲不振，赢瘦者。其人腹力弱，心下振水音，常见腹直肌紧张。如慢性胃肠炎，胃下垂，胃弛缓，过敏性结肠炎等。

[应用要点]　1.主症　腹痛腹泻，小便不利，四肢沉重疼痛，下利，或肢体浮肿，或恶心呕吐，食欲不振，舌淡，苔白或白滑，脉迟缓。

　　　　　　　2.病机　脾肾阳虚，水湿内停，水谷不化。

[方义发微]　此方为大冢敬节的经验方。真武汤补下焦之虚，改善大小肠的功能，理中汤补中焦之虚，改善胃功能低下。方中附子温肾阳以化气行水，人参补虚益脾，茯苓、白术健脾渗湿利水，干姜温中散寒，芍药和里益阴，甘草和中，共成温阳补虚，健脾利水之剂。

十、二母补中汤

[方　　源]　《医学传灯》卷下。

[组　　成]　知母、贝母、人参、白术、黄芪、甘草、当归、陈皮、升麻、柴胡。

[用　　法]　水煎服。

[功　　效]　益气温阳健脾，清热化痰散结。

[主　　治]　疟疾发作之后，脉细无力者。

[应用要点]　1.主症　疟疾寒热时作，神倦乏力，头晕目眩，面色白，胁
　　　　　　　　下痞块，触之可得，舌淡，或兼黄苔，脉细无力。
　　　　　　2.病机　疟久不愈，反复发作，脾胃阳气已伤，而邪气未
　　　　　　　　尽，或素体中阳气虚，复感疟邪，正虚邪恋。

[方义发微]　本方由二母散与补中益气汤合方而成。二母散清热化痰散
　　　　　　结，一能祛未尽之疟邪，二能软坚散结，治疗疟病日久，痰
　　　　　　瘀互结之痞块。而针对中焦气虚阳微，选用补中益气汤，
　　　　　　益气温阳，扶正固本。全方扶正为主，祛邪为辅，标本兼
　　　　　　顾，使余邪得解，正气能复。

[方论精选]　仲景云：脉弦数者风发也，以饮食消息止之。谓弦数之脉，
　　　　　　热极生风，必侮土而伤其津液。由少阳而入阳明，两经合
　　　　　　邪，其热倍炽，当以食物速止其热。不可徒求之于药也。
　　　　　　梨汁、蔗浆，正食中之生津者。内经所谓风淫于内，治以
　　　　　　甘寒者是也。若不用此，则热之移于胃者，势必上传于肺，
　　　　　　而为单热无寒之瘅疟，或传心包，而为寒多热少之牡疟，可
　　　　　　不慎乎。至于发利之后，脉细无力者，宜用二母补中汤。
　　　　　　（《医学传灯》）

十一、补中益气加姜桂汤

[方　　源]　《不知医必要》卷三。

[组　　成]　炙黄芪、白术（净炒）、当归各一钱五分，升麻（蜜炙）三分，
　　　　　　柴胡五分，党参（去芦，米炒）三钱，干姜五分，肉桂（去
　　　　　　皮另炖）三分，陈皮一钱，炙甘草七分。

[用　　法] 水煎服。

[功　　效] 温中益气，升阳止泻。

[主　　治] 疟止而利更甚者，久利久泻。

[应用要点] 1.主症　久泻久利，利下赤白清稀，拘急腹痛，喜温喜按，肛门坠胀，便意频频，面色淡白，精神倦怠，纳呆食少，腹胀，形寒，手足冷，舌淡脉虚。

2.病机　中阳虚寒，阳气不升，温运无力，寒湿下聚。

[方义发微] 本方为补中益气汤与姜桂汤相合而成。补中益气汤是补中益气，升阳举陷的代表方，既能补气健脾，又能升提下陷之阳气，治疗脾胃气虚、中气下陷之久泻久利、脏器下垂等症。合用姜桂汤，大温，增强补中益气汤温暖中阳，消散阴寒之力。原方主治利疟，疟止而利更甚，病机在于病久中阳虚寒而邪未尽，亦可用于中阳虚寒之腹泻。

[方论精选] 补中益气加姜桂汤，热补，治疟止而利更甚者。(《不知医必要》)

第九章

二陈汤类合方

一、二母二陈汤

[方　　源]　《症因脉治》卷二。

[组　　成]　知母、贝母、半夏、白茯苓、陈皮、甘草。

[用　　法]　水煎服。

[功　　用]　清热润燥，降火化痰。

[主　　治]　外感燥痰证，发热唇焦，烦渴引饮，咳喘短息，时作时止，咳痰难出。

[应用要点]　1.主症　咳喘短息，时作时止，痰稠黏，咯之不爽，甚则呛咳，久嗽不愈，烦渴引饮，舌质红绛，苔黄厚而干，脉浮滑数。

2.病机　肺燥阴虚，水津不布，脾失健运，湿邪凝聚成痰，致肺失宣肃。

[方义发微]　本方为二母散（《局方》）与二陈汤的合方，其中二陈汤燥湿化痰，理气和中，为祛痰之基础方。盖脾为中州，痰之所生，多系脾失健运致水液运化失于常度，聚湿而生，故此二

陈汤解决生痰之源，消除内因。二母散清肺气润肺燥，凡燥邪犯肺，久嗽不已，阴津耗伤，肺体失于濡润诸证皆宜。两方相合后，二母散清润，弥补了二陈汤之辛温走散伤阴之不足，同时二陈汤亦从根本上杜绝痰之来源，有利于二母散清润功效的发挥，避免了由于二母散的滋阴而出现的痰浊难化，实现了标本兼治的目的。

二、二陈四七汤

[方　　源] 《症因脉治》卷四。

[组　　成] 茯苓、陈皮、制半夏、甘草、苏梗、厚朴。

[用　　法] 水煎服。

[功　　用] 理气和胃，燥湿化痰。

[主　　治] 气结痰凝腹痛，胸腹胀满，痛应心背，失气则痛减，气闭则痛甚，服破气之药稍减，服补气之药愈痛，脉沉者。

[应用要点] 1.主症　胸胁满闷，脘腹胀痛，矢气后痛减，咽中异物感，咯吐不出，吞咽不下，或咳或呕，舌质淡或淡胖，舌苔白厚而腻，脉沉滑或弦滑。

2.病机　肝郁脾虚，肺胃宣降失常，痰气互结。

[方义发微] 二陈四七汤系二陈汤与四七汤的合方。四七汤的主要功用为行气散结，降逆化痰，用于因情志不畅，肝气郁结，肺胃宣降失常，津聚为痰与气相搏，结于咽喉的痰气郁结证；二陈汤的主要功用为燥湿化痰，理气和中，用于因脾失健运，湿邪凝聚成痰，致气机阻滞的湿痰证，为祛痰的基本方。

两方相合，弥补了二陈汤与四七汤在治疗津聚成痰，而成痰气互结于上的局限性。一方面，二陈汤从根本上解决了痰湿生成之源——脾虚的问题；另一方面，情志不畅，肝气郁结，致肝之疏泄不利，气机不畅，向上可引发肺之通调水道功能失常。同时，木旺必乘土，肝郁日久犯脾必致脾气不足，而出现脾失健运。由于气郁于内不得伸展，不通则痛。调畅气机，使气化恢复正常，则壅塞得通，疼痛自减，进而达到四七汤与二陈汤相辅相成的目的，实现了由不同病因引起津液代谢异常且导致不同部位病变的复杂病证的治疗，于一方中得以体现。

[方论精选]　咽中如有炙脔，谓咽中有痰涎，如同炙肉，咯之不出，咽之不下者，即今之梅核气病也。此病得于七情郁气，凝涎而生，故用半夏、厚朴、生姜，辛以散结，苦以降逆；茯苓佐半夏，以利饮行涎；紫苏芳香，以宣通郁气，俾气舒涎去，病自愈矣。此证男子亦有，不独妇人也。（《医宗金鉴》）

三、二陈导痰汤

[方　　源]　《伤寒大白》卷一。

[组　　成]　半夏、橘红、白茯苓、南星、枳实、甘草、生姜、乌梅。

[用　　法]　水煎服。

[功　　用]　涤痰化滞。

[主　　治]　项强而兼胸满口噤，龄齿不语，脉沉有力者。

[应用要点]　1.主症　痰涎壅盛，胸膈痞塞，咳嗽呕恶，饮食少进，肝

风夹痰，项强口噤，龄齿不语，头痛眩晕，脉沉有力。

2.病机　肝风夹痰，气机逆乱。

[方义发微]　本方为二陈汤与导痰汤相合而成。二陈汤为治痰通用方，以治脾失健运，湿邪凝聚，气机阻滞，郁积而成之湿痰见长，健脾渗湿，俾湿去脾旺，痰无由生。且其辛温性燥，亦能燥化湿痰。理气燥湿，亦可使气顺痰消。方中有制有收，有散有敛，相反相成，使祛痰而不伤正。导痰汤善治顽痰，行气开郁，化痰除痞，长于祛痰行气且能解痉息风，辛散之力较强。两方相合，以二陈汤燥湿化痰，理气和中，除痰之源，取导痰汤破气除滞，化痰消痞，搜剔经隧之痰，祛风以止痉，进而达到顽痰除，肝风息，而使气机得畅，诸症悉除，实现标本同治之目的。

[方论精选]　本方主治痰凝气滞。(《丹台玉案》)

心胃有痰火攻冲包络而谵语，口不渴，舌苔滑。(《伤寒大白》)

二陈汤本《内经》半夏汤及《金匮要略》小半夏汤、小半夏加茯苓汤等方而立，加甘草安胃，橘皮行气，乌梅收津，生姜豁痰，乃理脾胃，治痰湿之专剂也。(《张氏医通》)

四、八物二陈汤

[方　　源]　《医学入门》卷八。

[组　　成]　人参、茯苓、白术、甘草、熟地黄、芍药、当归、川芎、陈皮、半夏。

[用　　法]　水煎，温服。

[功　　效]　益气养血，化痰散结。

[主　　治]　劳发痰火。素有痰火，略有劳动，便发寒热，全类伤寒，
轻者，将息周日自愈；重者，颈腋膊胯之间遂结核肿硬，或
消，下次遇劳又发。

[应用要点]　1.主症　平素身倦乏力，气短懒言，形体消瘦，面色淡白或
色苍，或有干咳少痰，劳累后则发热，甚至颈腋膊
胯之间有瘰疬形成，肿大压痛，休息后可见缓解，
可因劳累反复发作。

2.病机　气血两虚，虚火内生，灼津生痰。

[方义发微]　本方由八珍汤与二陈汤相合而成。本方所治，乃气血两虚，
劳倦内伤，虚火灼津，痰火内结。用八珍汤益气养血，扶
正固本，气血得补则虚火退；用二陈汤化痰散结，使痰核
散、瘰疬消。故二方合用，补气血、退虚热、散痰火、消
瘰疬，治疗虚劳内热，而兼痰核、瘰疬。

[方论精选]　八物汤治气血俱虚，男妇百症、小儿疹痘通用。即四君子
汤合四物汤，水煎温服，加减同前。有痰合二陈汤，名八
物二陈汤。凡人参养荣汤、十全大补汤、正气补虚汤之类，
皆自此方而变化之也。（《医学入门》）

五、苍术二陈汤

[方　　源]　《医林绳墨大全》卷九。

[组　　成]　陈皮、半夏、白茯苓、苍术、甘草。

[用　　法]　水煎服。

[功　　用]　除湿郁。

[主　　治]　经阻因于湿热者。

[应用要点]　1.主症　头眩心悸，肢体困重痿软无力，痰多咳嗽喘促，胸膈痞闷，恶心呕吐，舌苔黄腻，脉滑数。

2.病机　湿邪困脾，脾失健运，湿浊结聚，阻滞气机，湿郁日久，生痰化热。

[方义发微]　苍术二陈汤系二陈汤、苍术散二方相合而成。其中，二陈汤为燥湿化痰之代表方，针对脾失健运，湿邪凝聚，气机阻滞，郁积而成之湿痰所设；苍术散以燥湿健脾见长，主入脾经，在里可燥内湿，走表可祛外湿，对于湿邪流注经脉诸症尤为适宜，然无理气行气之功。二方相合一则可补二陈汤祛外湿之不足，二则可添苍术散湿阻气机后所致气机郁滞诸候，标本兼治，集除湿郁、理气滞、化痰浊之功效于一身，成为祛除内外湿邪，理气健脾化痰的常用方剂之一。

[方论精选]　健脾燥湿，顺气和中化痰，安胃气，降逆气。(《证治汇补》)痰者，水湿之滞而不行也，半夏之辛，本润肾补肝，开胃泻肺，去湿行水之药，而滑能通利关节，出阴入阳，是能治水滞下行，故主为治痰君药；水随气运，水湿之滞而成痰，以行不行故也，橘皮之甘苦辛温，主于行气，润命门，疏肝木，和中气，燥脾湿，泻肺邪，降逆气，故每合半夏为治痰之佐；痰本水也，水渍土中则为湿，湿积不化则为痰，茯苓生土中而味淡，专主渗中土之湿；脾不厚不能胜湿，故甘草以厚脾，然不多用者，以甘主缓，过缓则恐生湿也；生姜之辛，亦以行湿祛痰，非徒以制半夏毒也。(《医林纂要探源》)

六、枳术二陈汤

[方　　源] 《医统》卷二十三。

[组　　成] 枳实(炒)半两,白术(炒)、半夏(制)、茯苓、陈皮各八分,甘草(炙)五分。

[用　　法] 用水一盏半,加生姜、大枣煎,温服。

[功　　用] 燥湿化痰,理气除痞。

[主　　治] 脾胃痰饮,胸膈不利。

[应用要点] 1.主症　痰多咳嗽,胸膈痞闷,时复作痛,恶心呕吐,肢体困倦,不思饮食或头眩心悸,舌苔白润,脉滑(或弦滑)。

2.病机　脾失健运,痰湿内阻,气机郁滞。

[方义发微] 本方由二陈汤与枳实丸相合而成。二陈汤为祛痰之基本方,可治由脾失健运,湿邪凝聚,气机阻滞而成之湿痰证,以痰多色白易咯及胸膈痞闷,恶心呕吐,肢体困重或头眩心悸为主要临床见症;枳实散破气除痞,逐饮化痰,消积导滞,主治痰饮停于胸膈,阻塞气机,气不下降,食难消化之心下痞坚,时复作痛,以除胸膈痰癖,逐停水,破结实,消胀满而见长。两方相合,以二陈汤健脾燥湿,理气和胃,以除生痰之源;以枳实散,化痰除痞,逐饮破结以畅利胸膈。枳实散的破气除痞有助于二陈汤的湿痰结聚之散,达到健脾燥湿除痰与行气散结宽胸之统一,进而使痰饮祛,气机复,则三焦得通,诸症向愈。

[方论精选] 夫喜怒忧郁,内伤脾肺,肝气愈盛,痰火上升,血液俱耗,胃脘干膈,其膈在上,近咽之下,水饮可行,食物难入,间

或可入，入亦不多，名之曰噎。其膈在下，与胃为近，食虽可入，难尽入胃，良久复出，名之曰膈，又曰翻胃。所因不同，病出一体。其病始有吞酸、吐酸、吐痰、出沫、痞塞、嘈杂等症，医者不察病原，妄投峻剂，愈耗真元，久则脾胃渐虚，血液枯涩，以致传道失常，便秘不通，治尤难矣，良可叹哉！治法宜养血生津，清痰降火，润气补脾，抑肝开郁，治宜枳术二陈汤。降火以炒黄芩、黄连；清痰以竹沥、姜汁；开郁以神曲、香附；润气以杏子、麻仁；燥以白蜜、乳汁；血虚以当归、地黄之类。其间倘服燥热过多，津液枯涩，肠胃燥结，屎如羊矢者不治。丹溪云：年高者不治，无血故也。不守戒忌，厚味房劳之人，亦不可治。（《仁斋直指方论》）

枳术二陈汤治胃虚而作喘。（《儒医心镜》）

胃虚不能纳食而吐者，脉必微，六君子汤加丁香、砂仁。饮食伤脾胃而吐者，枳术丸、枳术二陈汤加香附、砂仁。饮酒伤胃，呕吐不止者，葛花解醒汤。（《明医指掌》）

咽溢闭塞，胸膈痞闷者，此气滞也，宜桔梗汤加减枳术二陈汤、瓜蒌实丸主之。亦有因服耗气药过多，以致中气不运似气滞者，法当补气而自运，以四君子汤加蜜炙黄芪，去白陈皮，少加木香以行其滞气。（《保命歌括》）

七、枳朴二陈汤

[方　　源]《证因脉治》卷二。

[组　　成]　枳实、厚朴、半夏、白茯苓、陈皮、甘草。

[用　　法]　水煎服。

[功　　用]　消食化痰，利气宣导。

[主　　治]　食积。胃家有痰，饱满不食，恶心呕吐，或攻四肢，肩背作痛，下移大肠，时泻时止，或时吐痰，口中觉甘，脉滑大。

[应用要点]　1.主症　脘腹痞满疼痛，纳呆呕恶，肢体困重，头眩心悸，或咳嗽咳痰，或时泻时止，口甜而黏，舌苔白厚而腻，脉滑大。

2.病机　脾气不足，痰食交阻，气机阻滞。

[方义发微]　本方系枳实散与二陈汤的合方。其中二陈汤为治痰通用方，以脾失健运，湿邪凝聚，气机阻滞，郁积而成之湿痰为病机要点。燥湿化痰，理气和中为其功用。方中以半夏为君，取其辛温性燥，善能燥湿化痰且可和胃降逆止呕。以陈皮为臣，理气燥湿，使气顺而痰消。佐以茯苓健脾渗湿，俾湿去脾旺，痰无由生，生姜降逆化饮，既可制半夏之毒，又能助半夏、橘红行气消痰。使以甘草调和诸药，兼可润肺和中。枳实散破气消积，行滞除痞，燥湿化痰，以理气散结、燥湿除积见长，用于湿阻食积，气滞而致脾胃不和、脘腹胀满及痰气互结诸症。两方相合，用二陈汤健脾燥湿，理气和中，以除痰湿之源，治其本。以枳实散理气消积，化痰除滞，以荡涤胃肠之痰湿、食积，祛除体内实邪，治其标。共同实现标本兼治之统一。同时枳实散的理气燥湿、消积化痰，有利于脾升胃降功能之实现，二陈汤的健脾燥湿、理气和中，又可防止痰湿、食积之产生。相合后的枳

朴二陈汤治疗重点最终归结于调胃肠、健脾气，体现了中医治病必求于本之原理。

八、加味二陈汤（《医方类聚》）

[方　　源] 《医方类聚》卷一〇五引《澹寮》。

[组　　成] 半夏、橘红各五两，茯苓（去皮）三两，甘草二两，丁香二两。

[用　　法] 上咬咀，每取四钱，水一盏半，加生姜七片，乌梅一个，煎至六分热服。

[功　　用] 燥湿化痰，温中降逆，理气和胃。

[主　　治] 1.《医方类聚》：痰生呕吐。

2.《济阳纲目》：痰饮为患，呕吐头眩，心悸，或因食生冷硬物，脾胃不和，时吐酸水。

[应用要点] 1.主症　头眩心悸，胸胁痞满，恶心呕吐，或咳嗽痰多，色白易咯，肢体困重，纳呆或因食生冷，时吐酸水，舌苔白润或白厚腻，脉滑。

2.病机　脾失健运，痰湿水饮内蕴，胃气上逆。

[方义发微] 本方系二陈汤与丁夏汤相合而成。其中二陈汤为治疗湿痰之主方，健脾燥湿化痰，理气和中为其主要功用，以恢复脾运、除湿化痰为其治疗重点；丁夏汤温中降逆，燥湿和胃，善于和降平逆，以恢复胃之和降为其治疗重点。两方相合其意有二：一则通过二陈汤之健脾燥湿以恢复脾运，使之正常升清；通过丁夏汤温中降逆，以恢复胃之和降，实现升降的协调。此外丁夏汤之温散寒邪亦有助于二陈汤痰饮水湿

之化。两方相合，相辅相成，进而达到健脾燥湿化痰与温中降逆止呕的统一。

[方论精选]　加味二陈汤，治停痰，气结而呕。(《仁斋直指方论》)

加味二陈汤，治痰晕，或因冷食所伤。(《世医得效方》)

九、加味二陈汤(《广嗣纪要》)

[方　　源]　《广嗣纪要》卷十二。

[组　　成]　陈皮一钱半，白茯苓、半夏(炒)各一钱，甘草三分，黄连(姜汁炒)、吴茱萸(炮，去皮)三分。

[用　　法]　水一盏半，加生姜五片，煎服。

[功　　用]　清肝泻火，燥湿化痰，降逆止呕，理气和中。

[主　　治]　吐酸水同食物出者，热也。

[应用要点]　1.主症　胸膈痞闷或胁肋胀痛，嘈杂嗳气吞酸，呕吐口苦，或痰多咳嗽，肢体困倦或头眩心悸，舌红，苔黄厚腻，脉弦滑。

2.病机　肝火犯胃，脾失健运，痰热内蕴，胃气上逆。

[方义发微]　本方系二陈汤与左金丸的合方。二陈汤燥湿化痰，理气和中，为治痰之通用方，针对脾失健运，湿邪凝聚，气机阻滞，郁积而成之湿痰所设；左金丸清肝泻火，降逆止呕，用于肝火犯胃之胁肋胀痛，口苦吞酸，呕吐脘痞等症，以清肝降逆，和胃止呕见长。"诸逆冲上，皆属于火""诸呕吐酸暴注下迫，皆属于热"，痰湿内存，火邪内扰，胃失和降，则脘痞呕恶诸症丛生。且湿蕴日久，必可化热，痰湿热与肝

火相并，逆而上冲。两方相合，取二陈汤健脾化痰，理气和中，以绝痰湿之源。用左金丸清泻肝火，降逆止呕，以平肝逆，降胃气，共达疏肝健脾，化痰清火之目的。相合后的加味二陈汤，扩大二陈汤的应用范围，使原本治疗湿痰的专用方剂，增加了清火泄热，平冲降逆之内容，更适合于临床中见到的复杂证型需要。

[方论精选] 左金丸独用黄连为君，从实则泻其子之法，以直折其上炎之势；吴茱萸从类相求，引热下行，并以辛燥开其肝郁，惩其扞格，故以为佐，然必本气实而土不虚者，庶可相宜。(《医宗金鉴·删补名医方论》)

十、黄芩二陈汤

[方　　源] 《景岳全书》卷五十四引《宣明论方》。

[组　　成] 黄芩、陈皮、半夏、茯苓各等分，甘草减半。

[用　　法] 水一盅半，加姜三片，煎七分，食远服。

[功　　用] 清热化痰，燥湿和中。

[主　　治] 热痰。

[应用要点] 1.主症 咳嗽气息粗促或喉中有痰声，痰多质黏或稠黄，咯吐不爽，胸胁胀满，面赤身热口干，或恶心呕吐，舌苔黄腻，脉滑数。

2.病机 脾虚不运，痰热内蕴，肺失宣肃。

[方义发微] 本方系二陈汤与黄芩散相合而成，针对脾虚失运，蕴湿生痰，痰湿蕴久化热，痰热上干于肺，肺失宣肃之病机所设，

清热燥湿化痰，理气和中，以清除蕴肺之热痰为其主治要点。其中二陈汤燥湿化痰，恢复脾之运化功能，以绝生痰之源；黄芩散清热燥湿，泄热解毒，用于肺热咳嗽，以清肺热而见长，偏走上焦，祛痰外出，肃降肺气。两方相合，黄芩散之清热燥湿添补了二陈汤所缺少的清除热邪之功，二陈汤的燥湿化痰，理气和中，从根本上解决了"生痰之源"——脾失健运的问题。相合后的黄芩二陈汤把清热燥湿与健脾化痰有机地结合在一起，实现了清热与化痰的统一，达到了脾肺同治的目的。

[方论精选]　（《宣明》）黄芩二陈汤治热痰。（《古今医统大全》）

十一、茯苓甘草汤

[方　　源]　《罗氏会约医镜》卷四。

[组　　成]　半夏二钱，生姜三钱，茯苓三钱，甘草一钱，陈皮一钱，白术一钱半。

[用　　法]　水煎服。

[主　　治]　水停心下，眩悸呕吐。

[应用要点]　1.主症　头眩心悸，呕逆不能食，胸膈痞满，痰多而咳，肢体困重，舌苔白润，脉滑。

　　　　　　　2.病机　脾虚失运，水湿停留，痰浊上扰。

[方义发微]　本方系二陈汤与姜术散的合方。二陈汤燥湿化痰，理气和中，为祛痰之基础方，方中半夏味辛性温，善燥湿化痰且可和胃降逆止呕，陈皮理气燥湿，俾气顺而痰消；佐茯苓健脾

渗湿，使湿去脾旺，痰无由生；生姜降逆化饮，既可制半夏之毒，且能助半夏、陈皮行气消痰；使以甘草调和诸药，兼可润肺和中。姜术散补气健脾，燥湿利水，降逆化饮，用于脾运不能运化，水湿停留而为痰饮水肿等证，方中白术生用取其燥湿利水，加生姜温化痰饮，降逆止呕。两方相合，姜术散可增加二陈汤益气健脾、燥湿利水功效之不足，二陈汤可补充姜术散所不具备的理气化痰之功，相合后的茯苓甘草汤，其茯苓、生姜用量较大，加用白术，突出了益气健脾、降逆化饮之功，佐以理气燥湿，可使脾气旺，胃气和，气机调畅，痰饮水湿得除，眩悸呕吐可平。

十二、半夏茯苓汤加丁香汤

[方　　源] 《医宗金鉴》卷四十一。

[组　　成] 半夏、生姜、茯苓、丁香。

[用　　法] 水煎服。

[功　　效] 温中化饮，降逆止呕。

[主　　治] 伏饮虚者。

[应用要点] 1.主症　痰饮哕逆，呕吐痰涎，感寒及进冷食后更甚，胸脘痞闷，腹冷痛，口淡不渴，食少纳差或兼便溏，舌淡、苔白腻而滑，脉弦滑。

2.病机　胃气虚寒，痰饮内盛，胃失和降，水饮之气上逆。

[方义发微] 半夏茯苓汤加丁香汤由小半夏加茯苓汤与丁夏汤二方相合而成，取小半夏加茯苓汤化痰降逆以和胃散饮；用丁夏汤温中

化痰以祛寒。痰饮内盛于中，胃气不和，故哕逆、呕吐痰涎，胸脘痞闷，口淡不渴诸症频现。此时，具有降逆化痰作用的小半夏加茯苓汤足以担当此任。然本证另具有脘腹发凉或冷痛，得寒后呕吐痰涎之势更甚，且见有食少纳差及便溏，则可知胃气虚而寒气盛。是证也，单以小半夏加茯苓汤难温中以散寒；纯用丁夏汤难化痰散饮以降逆，故将两方相合，一则化痰降逆以和胃止呕；一则温中降逆以散寒和胃。

[方论精选]　留饮者，谓一切饮留于上下、内外也。实者用控涎丹攻之，虚者用苓桂术甘汤温之。伏饮实者用神佑丸，虚者用半夏三钱、茯苓二钱、丁香一钱、生姜三钱，煎服治之，即半夏茯苓汤加丁香也。支饮用葶苈大枣汤，悬饮用十枣汤治之。溢饮有热者用越婢加术汤，即麻黄、石膏、甘草、生姜、大枣，加苍术也。有寒者用小青龙汤治之。(《医宗金鉴》)

第十章

平胃汤类合方

一、黄连平胃散

[方　　源]　《医宗金鉴》卷六十七。

[组　　成]　黄连五钱，陈皮、厚朴（姜炒）各三钱，甘草（生）二钱，苍术（炒）一两。

[用　　法]　共研细末。每服三钱，白滚水调服。外用三妙散干撒渗湿即愈。

[功　　效]　清热燥湿，泻火解毒。

[主　　治]　脐痈溃后，时浸黄水。

[应用要点]　1. 主症　脐中甚痒，时浸黄水，不痛、不肿，伴脘腹胀满，不思饮食，嗳气吞酸，肢体沉重，舌苔白腻而厚，脉濡缓。

2. 病机　肠胃湿热积久，外溢肌肤。

[方义发微]　本方为黄连六一汤与平胃散相合而成。黄连六一汤出自《医学正传》，由黄连、甘草组成，其功效清热燥湿，泻火解毒，清泻上焦火毒。平胃散出自《局方》，属燥湿和胃剂，

适用于湿浊阻滞，脾胃失和所致的脘腹胀满，嗳气吞酸，呕吐泄泻，食少体倦等症。本证之脐痈，由心经火毒留入大肠、小肠，生于脐中，属肠胃湿热积久，治宜清热燥湿、泻火解毒、运脾和胃。二方相合，取黄连六一汤清泻心经火毒，以竭脐痈发病之源；平胃散燥湿运脾、行气和胃，清除肠胃之湿邪。平胃散重在燥湿，黄连六一汤重在清热泻火，二方合用，使热邪得清，湿浊得化，气机调畅，脾胃复健，胃气和降，诸症自愈。

[方论精选]　脐痈毒发在脐中，肿大如瓜突若铃，无红无热宜蒜灸，稠脓为吉污水凶。

【注】此证由心经火毒，流入大肠、小肠所致。生于脐中，属任脉经神阙穴，此穴禁针。肿大如瓜，高突若铃，无红无热，最宜隔蒜灸之。初宜服仙方活命饮加升麻消之；便结实者，内疏黄连汤通利之；将欲成脓，内外治法，俱按痈疽肿疡、溃疡门。溃后得稠脓者顺，时出污水臭秽者逆。亦有脐中不痛、不肿、甚痒，时津黄水，此属肠胃湿热积久，宜服黄连平胃散，外用三妙散干撒渗湿即愈。当忌酒、面、生冷、果菜，不致再发。若水出不止者，亦属逆。（《医宗金鉴》）

二、平胃香连丸

[方　　源]　《外科集腋》卷八。

[组　　成]　陈皮、甘草、厚朴（姜汁炒）各二两，苍术（米泔浸）二两，

木香四两，川连八两。

[用　　法]　上为末，用炒神曲五两打糊为丸。每服一二钱，生姜汤送下。

[功　　效]　清热燥湿，运脾和胃止利。

[主　　治]　水泻，痢疾。

[应用要点]　1.主症　泻下如水，或下利赤白，脘腹胀满，腹痛里急，嗳气吞酸，舌苔黄腻，脉象濡数。

　　　　　　　2.病机　湿热困脾，脾胃运化失调，升降失常，大小肠传导功能失司。

[方义发微]　本方为平胃散与香连丸相合而成。平胃散出自《局方》，其功效为燥湿运脾，行气和胃，为治疗湿滞脾胃之大便常自下利之主方。香连丸亦出自《局方》，功效是清热化湿，行气止痢，主治湿热痢疾，而见胸膈痞闷，赤白痢下，腹痛里急等症。本证为湿热泻利，平胃散颇具燥湿和胃之功效，而乏清热之力，合香连丸增加清热燥湿，行气之功，而六腑以通为顺；而单纯应用香连丸，略显燥湿醒脾之不足，故二方合用，共同完成对湿热蕴脾致利的证治。

三、枳朴平胃散

[方　　源]　《症因脉治》卷四。

[组　　成]　枳实、厚朴、苍术、陈皮、甘草。

[用　　法]　水煎煮，温服。

[功　　效]　燥湿消食，畅中和胃。

[主　　治] 食气霍乱，病在中，胸前饱闷，胀痛嗳气，吐泻交作，呕出食物，泻下酸馊，脉滑大，或沉实。

[应用要点] 1.主症　吐泻交作，呕吐食物，泻下酸馊，胸腹胀满而痛，嗳气频作，苔厚腐，脉滑实或沉实。

2.病机　饮食不节，湿食积滞中脘，阻滞气机，胃腑失和。

[方义发微] 枳朴平胃散由枳实汤与平胃散二方相合而成，取枳实汤消积行气以使食积消、中气畅；用平胃散燥湿运脾以使湿气散、胃气和。食积于中，气机不畅，胃失和降则胸脘胀满，呕吐食物，湿蕴于中，脾运失司则腹胀而满，时作泻下，食湿之邪互结于中则吐泻交作，气滞中脘之势更甚。是证也，单以枳实汤难运脾以祛中脘之湿；纯用平胃散则难消积导滞以行气畅中，故将两方相合。一则消积行气以畅中；一则芳香醒脾以运湿，湿邪去、食积消则气机行、中脘畅、胃气和，如此则上吐下泻诸症随解。

[方论精选] 食气霍乱之治：在上因而越之，当用盐汤探吐之；在中者，枳朴平胃散消之；在下者，因而竭之，枳朴大黄汤下之。（《症因脉治》）

四、枳桔平胃散

[方　　源] 《症因脉治》卷二。

[组　　成] 陈皮、厚朴、苍术、枳壳、桔梗、甘草。

[用　　法] 水煎煮，去滓温服。

[功　　效] 燥湿醒脾，行气宽中和胃。

[主　　治] 内伤呃逆，食滞中宫。

[应用要点] 1.主症　呃逆、嗳气，胸脘胀满，烦闷不舒，饱食后为甚，时作呕恶，口淡乏味，不欲食，肢体怠惰，大便时溏，舌淡苔白厚腻，脉滑实。

　　　　　　2.病机　湿邪食积停滞中脘，气阻于中，胃失和降。

[方义发微] 枳桔平胃散由枳梗汤与平胃散二方相合而成，取枳梗汤行气宽中以开胃消积；用平胃散燥湿醒脾以祛湿和胃。湿邪困脾则脘腹满闷不适，口淡乏味，肢体怠惰困倦，大便时溏。食积中宫则不欲食，呕恶；湿食互结为患，气滞不畅则胸脘胀满，呃逆嗳气频作。是证也，单以枳梗汤难却中脘之湿；纯用平胃散难消中脘食积以行滞气，故将两方相合。一则燥湿醒脾以祛湿和胃；一则消食行气以畅中阻。

[方论精选] 治食气不语，若发热胸满，手足或冷或热，唇不焦，口不渴，右脉滑大不数，或反沉伏，先用吐法，随用理气稍滞，如保和散、枳桔平胃散加石菖蒲、白豆蔻。无汗者加干葛、防风；太阳见症，加羌活；少阳见症，加柴胡；若表邪已散，时时手足有汗，便结不通，有下症者下之。(《伤寒大白》)

五、香连平胃散

[方　　源] 《症因脉治》卷四。

[组　　成] 川黄连、木香、熟苍术、厚朴、陈皮、甘草。

[用　　法] 水煎服。

[功　　效]　运脾除湿，清热行气化滞。

[主　　治]　疫痢湿热，满闷不舒者；食积发热，腹痛作泻。

[应用要点]　1.主症　腹痛，里急后重，痢下赤白脓血，日行数次，肛门灼热，或兼身热，脘腹胀满，不欲食，时作呕恶，舌红苔白厚，脉濡数。

2.病机　食积湿邪秽浊困滞中焦，郁久化热，下注大肠。

[方义发微]　香连平胃散由香连丸与平胃散二方相合而成，取香连丸清热行气化滞以治湿热滞于大肠；用平胃散运脾除湿以治湿食秽浊困阻中焦。腹痛，里急后重，痢下脓血显系湿热下注，但因兼见脘腹胀满，不欲食，时呕恶又非纯湿热痢之证，自有别情。故治疗本证，单以香连丸则不能消导中焦食积、湿邪、秽浊；纯以平胃散不能清利湿热以治大肠湿热之痢，故将两方相合。一则清热行气化滞以治大肠湿热之痢；一则运脾除湿以输化食积秽浊之邪。

[方论精选]　香连平胃散治食积发热，腹痛作泻，平胃散加姜汁炒川连二两、木香一两。(《医通祖方》)

疫痢之治：寒湿脉微者，人参败毒散。脉伏者，升麻葛根汤，以升阳发散，则脉自起。若早用凉药则疫毒内伏，胸次不舒，而脉愈不出矣。待表邪已散，然后分湿火燥火治之。湿热脉洪，香连丸、六一散。满闷不舒，香连平胃散。燥火脉数，当归银花汤，调六一散，送下当归大黄丸。(《症因脉治》)

六、香连术苓汤

[方　　源]　《女科万金方》。

[组　　成]　白术、茯苓、猪苓、泽泻、桂枝、苍术、厚朴、陈皮、甘草、木香、黄连。

[用　　法]　上以水二盅，加生姜、大枣，水煎，食前服。

[功　　效]　健脾和中，利水化湿止泻。

[主　　治]　产后泄泻。

[应用要点]　1.主症　大便稀溏，水谷不分，日数次至十数次，里急后重，小便不畅，脘腹胀满，不思食，口淡不渴，时作恶心欲吐，舌淡苔白。

　　　　　　　2.病机　产后脾气虚弱，加之饮食偏冷，或感受寒凉，形成脾虚湿盛，湿困脾阳，脾失健运，终至水谷杂下而成泄泻。

[方义发微]　香连术苓汤由五苓散、平胃散及香连丸三方相合而成，取五苓散利水渗湿以治水湿内盛；取平胃散健运脾阳以燥中焦之湿；用香连丸行气止痛以遏泄势。腹痛、里急后重有类于痢疾，泄下大便稀薄、水谷不分又与痢疾之赤白脓血迥别，故此泻下当为水湿滞于大肠，气滞不畅所致，加之兼见小便不利，水泄过甚，又当为水湿偏渗大肠所为。是证也，单以五苓散则难振中阳以祛散中焦之湿；纯以平胃散不能尽快祛除盛涌之水以缓泄势；而只用香连丸绝非治本之途，故将三方相合。一则淡渗利水，取"利小便即所以实大便"之旨；二则健脾和胃燥湿，取温运脾阳、"坐镇中州"之义；三则用香连丸行气化滞以减缓腹痛，消解泻势。

[方论精选]　胎前赤白痢疾，宜服香连术苓汤。若赤多于白者，伤于血分，重也，宜连多于香；若白多于赤者，伤气分，轻也，宜香多于连治之。此药水火相济，随其虚实用之。(《邯郸遗稿》)

七、平胃六一散

[方　　源]　《症因脉治》卷四。

[组　　成]　苍术、厚朴、陈皮、甘草、滑石。

[用　　法]　上五味，共为粗末，水煎服。

[功　　效]　燥湿和胃，清暑利湿。

[主　　治]　外感中暑泄泻，胸闷不舒。

[应用要点]　1.主症　外感暑湿，泄泻，时发呕恶，或呕吐，胸脘痞闷，不思饮食，小便不利或赤涩，舌苔白腻而厚或苔色稍黄，脉缓。

2.病机　外感暑湿邪气，湿重于暑，滞于中焦，流注下焦。

[方义发微]　平胃六一散由平胃散与六一散二方相合而成，取平胃散健脾和胃燥湿以治湿浊滞留中焦；用六一散解暑利湿以治暑湿下注。泄泻、时发呕恶、胸脘不适、不思食显系湿邪内盛，阻滞中阳，致使脾不升清，胃不降浊；小便不利、时或赤涩则为暑湿下注。故本证暑湿外入以湿为主，内犯中焦进而下注于肠明矣。故单以平胃散则难清利下焦暑湿之邪；纯用六一散更难以祛散中焦之湿气，因此将两方相合。一则健脾和胃以祛中焦之湿；一则清利以祛下焦之暑湿。本方

亦寓"利小便即所以实大便"之意。

[方论精选] 中暑泻之治：宜清理暑湿，分利阴阳，脉虚细，藿香参橘煎，调服六一散，脉洪滑热重者，黄连香薷饮，调服六一散，热轻者，木通汤，调下六一散。胸次不舒，平胃六一散。(《症因脉治》)

八、平胃四苓散

[方　　源] 《症因脉治》卷四。

[组　　成] 苍术、厚朴、陈皮、甘草、白术、白茯苓、泽泻、猪苓。

[用　　法] 水煎，去滓温服。

[功　　效] 健脾和胃，燥湿利水。

[主　　治] 酒积，五更泄泻，小便混浊。

[应用要点] 1.主症　长期饮酒致湿浊中阻，泄泻，身重怠惰嗜卧，脘闷嘈杂不舒或胀满不适，不思食，口干不欲饮，小便混浊不清，舌苔白而厚腻，脉或滑或缓。

2.病机　水湿内停，阻滞中焦，脾不升清，胃不降浊，清浊不分，水浊杂下。

[方义发微] 平胃四苓散由平胃散与四苓散二方相合而成，取平胃散健脾运湿和胃以治水湿中阻；用四苓散渗湿利水以治水湿下注。酒者本湿而性热，长期饮酒者一般出现两种情况：一为湿热内蕴；一为湿浊内积。本方证所见当以湿浊内积为主。湿邪困脾，脾失健运则大便溏泄，身重倦怠，脘闷胀满等症蜂起；另外，酒性本热，长期饮酒则湿热之证必有所现，故又

可见胃脘嘈杂，小便混浊不清等症。是证也，单以平胃散难渗利下注之酒湿之气；纯用四苓散难以健脾和胃而祛除中脘停滞之水湿，故将两方相合。一则以健脾和胃祛湿，一则渗湿利水。

[方论精选]　有水饮停结而不利者，用平胃四苓散合二陈汤。(《伤寒大白》)

酒积泻之治：平胃四苓散，加干葛、黄柏。腹痛，家秘川连枳壳汤。(《症因脉治》)

九、二陈平胃散

[方　　源]　《症因脉治》卷二。

[组　　成]　熟半夏、白茯苓、广皮、甘草、熟苍术、厚朴。

[用　　法]　水煎服。

[功　　用]　燥湿运脾，化痰止咳，理气和中。

[主　　治]　食积咳嗽，痰积泄泻，湿热呕吐。

[应用要点]　1.主症　脘腹胀满，胸膈痞闷，咳嗽痰多，色白易咯，呕吐恶心，肢体困倦，怠惰嗜卧，肠鸣泄泻，小便不利，舌苔白腻而厚，脉滑。

2.病机　湿邪困脾，脾失健运，痰湿内阻，气机郁滞，脾胃升降失常。

[方义发微]　本方由二陈汤与平胃散相合而成。平胃散，燥湿运脾，行气和胃，可治湿滞脾胃引起的脘腹胀满，不思饮食，恶心呕吐，肠鸣下利等，是祛湿之代表方剂；二陈汤，燥湿化痰，

理气和中，主治湿痰咳嗽，为祛痰之通用方剂。两方相合后的合方，首先从病机上兼顾了从湿浊困脾至脾运失司，再到湿浊内生、蕴湿生痰的动态变化过程，由于在病理演变过程中，痰与湿难以截然分开，湿聚成痰，痰浊每多夹湿，因而本方实现了燥湿与化痰的有机结合。平胃散，燥湿运脾无化痰之功，二陈汤燥湿化痰而燥湿运脾之力略显不足，二方相合后，平胃散的燥湿运脾，可以有效解决湿邪痰浊的生成，二陈汤的燥湿化痰，有利于病理产物内生痰湿的祛除，实现了治标与治本的有机结合。其次，痰湿之邪重浊黏腻，易阻滞气机，脾为湿困，气机不利，升降失司，清气在下，痰浊湿邪并走于下，则发泄泻，浊邪在上，痰湿浊邪并而向上，则脘胀呃逆，恶心呕吐，本方广皮与厚朴相合，化湿理气和胃之功增加，气化则湿亦化，湿化则痰生自少，故此，理气健脾之效增加，祛湿化痰之效倍增。

[方论精选] 时痛时止，热手按而不散，其脉洪大而数者，热也。宜二陈平胃散炒芩、连，或四顺清凉饮、黄连解毒汤、神芎丸、金花丸之类。若腹中常觉有热而痛，此为积热，宜调胃承气汤。(《医辨》)

胃不和不得卧之治：右关滑大不数，二陈平胃散，加石菖蒲、海石最佳。滑大数实，二陈平胃散加栀连。若大便坚结，导痰汤，胃脘作痛者，方可用滚痰丸下之，甚则小胃丹，但不可多服。(《症因脉治》)

十、平胃保和散

[方　　源]　《伤寒大白》卷一。

[组　　成]　苍术、陈皮、厚朴、甘草、山楂、神曲、半夏、茯苓、连翘、莱菔子。

[用　　法]　同研服。

[功　　效]　运脾除湿，消积导滞。

[主　　治]　痰凝食滞，项强而兼胸满口噤，龂齿不语，脉滑有力者；及夹食外感，胸中凝结作痛，手不可近者。

[应用要点]　1.主症　胸脘痞满，嗳气吞酸，食后为甚，腹胀而痛，按之更甚，或兼食厥而见口噤，龂齿不语，舌苔厚腻，脉弦滑有力。

2.病机　痰湿食凝滞中脘，脾为湿困，胃失和降。

[方义发微]　平胃保和散由平胃散与保和丸二方相合而成，取平胃散运脾除湿以治痰湿困阻中焦，滞遏脾阳；用保和丸消食导滞以化宿食痰涎。痰湿中阻，脾阳受困，致使脾不健运，脘腹胀满，不思食等症随生；食滞中脘，胃不腐熟，致使胃失和降，嗳气吞酸，呕恶，腹胀痛拒按等症随现。痰、湿、食单一留滞中脘者其症较轻，相合凝结而滞者其症较重，故本证亦可见口噤、龂齿、不语等症，且痰湿可困遏脾阳，脾失健运加重食积。食滞中脘亦可化痰生湿，致使痰湿食滞日益为甚。是证也，单以平胃散难化解胃中之食积；纯用保和丸难祛除中脘之痰湿，故将两方相合。一则运脾除湿以祛痰湿；一则消食导滞以化食积。

[方论精选] 甘寒停食，平胃保和散加白豆蔻等，辛温以散之……今余推广项强而兼胸满口噤、龄齿不语等症，亦有痰凝食滞，脉滑有力，可用二陈导痰汤、平胃保和散而治者……食滞胃家，外冒表邪，寒凝抑遏，皆发谵语，故立平胃保和散，倍加枳实、菖蒲、莱菔子。(《伤寒大白》)

第十一章

四逆汤类合方

一、吴茱四逆汤

[方　　源] 《医略六书》卷十八。

[组　　成] 吴茱萸一钱半（醋泡），人参一钱半，干姜一钱半（炒），
甘草一钱半（炙），附子一钱半（炮）。

[用　　法] 水煎，去滓温服。

[功　　效] 温中逐寒，补火崇土。

[主　　治] 寒中厥阴，吐利厥冷，舌卷囊缩，脉迟微者。

[应用要点] 1.主症　干呕、吐涎沫，四肢厥冷，下利清谷，口淡不渴或
渴喜热饮，少腹冷痛，舌卷囊缩，舌淡，苔白滑，
脉沉迟而微。

2.病机　肝胃虚寒，肾阳不足。

[方义发微] 吴茱四逆汤由吴茱萸汤与四逆汤二方相合而成。取吴茱萸
汤温肝暖中以降肝经寒逆之气；用四逆汤温阳补肾以散肾经
之寒。因寒滞肝脉故少腹冷痛，舌卷囊缩。肝寒犯于胃，
导致胃失和降，肝胃寒气上逆而现干呕、吐涎沫；加之肾阳

不足则四肢厥冷，下利清谷，口淡不渴或渴喜热饮诸症蜂起。因阳微阴盛，故脉现沉迟而微。当此之时，单以吴茱萸汤难温阳散寒以扼阳微阴盛之势；纯用四逆汤难散肝胃之寒以降肝胃逆气，故将两方相合。一则温胃暖肝以降逆；一则温肾散寒以救逆。

[方论精选] 寒中厥阴，中土受病，而生阳不振，筋络不舒，故舌卷囊缩，吐利厥冷焉。吴茱萸温厥阴之寒，散逆气，以除厥冷；人参补太阴之气，除中虚，以托寒邪；附子补火御寒，干姜温中逐冷，甘草崇土御邪，使木不克土，则吐利自止，而厥阴气顺，无不厥愈阳回，舌卷囊缩自舒矣。(《医略六书》)

二、人参三白合四逆汤

[方　　源] 《温热暑疫全书》卷二。

[组　　成] 人参二钱五分，白术(蒸，炒)、白茯苓、白芍药各一钱五分，生姜三片，大枣三枚(去核)、干姜、附子(炮)、甘草(炙)各一钱。

[用　　法] 水煎，冷服。并急用葱饼于脐上熨之。

[功　　效] 温阳补气，回阳救逆。

[主　　治] 阴毒发斑。身重眼睛疼，额冷汗出，呕哕呃逆，或爪甲青，或腹绞痛，或面赤足冷厥逆，燥渴不欲饮，身发青黑色斑，目鼻灰色，舌黑而卷，茎与囊俱缩，脉沉细而迟，或伏而不出，或疾至七八至而不可数者。

[应用要点] 1.主症　阴毒发斑，肌肤青黑色斑，手足厥冷，面赤，躁烦

而不渴,身重而痛,或爪甲青,或腹中绞痛,舌卷囊缩,舌黑,脉沉细而迟,或伏而不出,或疾。

2.病机 外中寒毒,阳气大伤,阴盛格阳。

[方义发微] 人参三白四逆汤由人参三白汤与四逆汤二方相合而成,取人参三白汤培元补气以固本;用四逆汤回阳救逆以散寒。寒为阴邪,易伤阳气,外感寒邪过度,致人体元气大伤而现手足厥冷。寒邪凝滞血脉则肌肤发斑,爪甲青。阳虚寒盛失于温养,故腹中拘急绞痛,舌卷囊缩。阳伤日久,阳微阴盛而阴阳不和,格阳于外,出现面赤如妆,烦渴,脉疾等真寒假热之征。是证也,单以人参三白汤难回阳以救阴盛格阳于外;纯用四逆汤难培元补气以固本,故将两方相合。一则扶阳以固本;一则回阳以救逆。

[方论精选] 盖惟阴寒至极,反大热燥渴,四肢厥逆,脉沉细而疾,或尺部短而寸口大,额上手背冷汗不止,其原由房后着寒,或内伤生冷寒物而犯房事,内既伏阴,又加外寒相搏,积寒伏于下,卫阳消于上,遂成阴盛格阳,阳气上脱之候也。后五六日,胸前发出红斑,其色淡,其点小,是为阴斑,虽盛暑,亦必须热药(宜附子理中汤)。甚至身重睛疼,额出冷汗,呕哕呃忒,或爪甲青,或腹绞痛,或面赤足冷,厥逆燥渴,不欲饮,或身发青黑色斑,口鼻灰色,舌黑而卷,茎与囊俱缩,脉沉细而迟,或伏而不出,或疾至八九至而不可数,急用葱饼子脐上熨之,内速服药(宜附子散或人参三白合四逆汤)。(《杂病源流犀烛》)

三、参术附桂汤

[方　　源] 《石室秘录》卷三。

[组　　成] 人参一两，白术三两，附子二钱，肉桂一钱，干姜二钱。

[用　　法] 水三碗，煎服。

[功　　效] 培补元气，回阳救逆。

[主　　治] 阴寒之气，直中阴经，斩关直入于肾宫，命门之火逃亡而将越出于躯壳之外。

[应用要点] 1.主症　面色苍白，全身冷汗淋漓，身冷，手足厥逆，息微，时烦躁，脉微细欲绝。

2.病机　阴寒之气直中阴经，阳气大伤，阴盛格阳。

[方义发微] 参术附桂汤由参术膏与附姜丸二方相合而成。取参术膏补中气、健脾胃以大补元气；用附姜丸大辛大热直入肾宫、回阳救逆以散寒邪。平素正气不足，腠理素虚，卒暴中寒，寒气直入肾宫，阳气大伤而告危，致使面色苍白，全身冷汗淋漓，身冷，手足厥逆。阳虚阴盛，格阳于外而现时烦躁。当此紧急时刻，单以参术膏难温阳散寒以救阴阳格拒之势；纯用附姜丸难以补虚以固护元阳，且残阳微弱，单以大辛大热有耗散残阳之虞，故将两方相合。一则回阳入肾以散寒救逆；一则培元扶正以固本。如此则元气充、寒邪散、阳可回，阴阳格拒之势可挽（追散失之元阳而返其宅）。

[方论精选] 更有直中阴经之症，阴寒之气，斩关直入于肾宫，命门之火逃亡，而将越出于躯壳之外，非用大剂补火之药，何以追散失之元阳而返其宅哉。方用人参一两，白术三两，附子二钱，肉桂一钱，干姜二钱，水三碗煎服，一剂而愈。此方

用人参、白术，实有妙用，驱寒之品，而不用此二味，寒去而气随之去矣，故必用二味，且必须多加，而元阳始足可留于将绝之顷也。(《石室秘录》)

四、术附姜苓汤

[方　　源]　《温病条辨》卷三。

[组　　成]　生白术、茯苓各五钱，附子、干姜各三钱。

[用　　法]　水五杯，煮取二杯，一日服二次。

[功　　效]　健脾利湿，温经扶阳。

[主　　治]　湿久伤阳，痿弱不振，肢体麻痹，痔疮下血。

[应用要点]　1.主症　身重倦怠乏力，恶寒蜷卧，手足不温，口不渴，肢体麻痹，或痔疮下血，舌苔白滑，脉沉细。

2.病机　脾虚湿郁，运化失司，阳气衰弱，温煦、摄纳失权。

[方义发微]　本方为术苓汤与姜附丸相合而成。术苓汤出自《古今医统》，由白术、茯苓组成，主治脾虚证；姜附丸方出《肘后备急方》，名见《外台秘要》，由干姜、附子组成，主治阳虚手足厥逆证。本证脾虚运化失职，致身重，倦怠乏力；湿邪郁久，伤及阳气，阳气衰微，不能温煦四末，经脉不舒，导致肢体麻痹；阳气虚弱，血失所统，离经之血妄行，出现痔疮下血，治宜健脾温阳。单以术苓汤缺温阳之力，纯用姜附丸乏健脾利湿之功，二方相合，水土相济，共奏健脾扶阳之效。

[方论精选] 湿久伤阳，痿弱不振，肢体麻痹，痔疮下血，术附姜苓汤主之。按：痔疮有寒湿、热湿之分，下血亦有寒湿、热湿之分，本论不及备载，但载寒湿痔疮下血者，以世医但知有热湿痔疮下血，悉以槐花、地榆从事，并不知有寒湿之因，畏姜、附如虎，故因下焦寒湿而类及之，方则两补脾肾两阳也。

五、附子建中汤（《易简方》）

[方　　源] 《易简方》。

[组　　成] 附子三分，官桂三分，白芍药一两半，甘草半两。

[用　　法] 上㕮咀。每服四钱，水一盏半，如生姜五片，大枣一枚，煎至六分，去滓，食前热服。

[功　　效] 温阳散寒，缓急止痛。

[主　　治] 或吐或泻，状如霍乱，及冒涉湿寒，贼风入腹，拘急切痛。

[应用要点] 1.主症　卒然呕吐、腹泻，肚腹拘急冷痛，面色白，舌淡苔白，脉紧。

2.病机　外感寒气入腹，脾胃不和，筋脉失养。

[方义发微] 附子建中汤由附桂散与芍药甘草汤二方相合而成。取附桂散辛热温阳以散寒邪；用芍药甘草汤酸甘和营以缓急解痉。外感寒邪，入犯脾胃，致使脾不升清，胃不降浊，清浊之气内干于中而呕吐、腹泻。寒气内盛，凝滞筋脉，故肚腹拘急冷痛，面白，脉紧。当此之时，温阳散寒与缓急止痛均为紧要，故单以附桂散难解痉缓急而拘急难解；纯用芍药甘

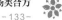
草汤难温阳散寒而过盛之寒不除，故将两方相合。一则温阳以散过盛之寒；一则缓急以解筋脉之痉。

六、附子建中汤(《金匮附翼》)

[方　　源]　《金匮附翼》卷八引海藏方。

[组　　成]　肉桂、白芍、甘草、饴糖、附子(制)、白蜜、生姜。

[功　　效]　加水煎煮，去滓取液，温服。

[功　　效]　温养营血。

[主　　治]　寒疝。

[应用要点]　1.主症　寒疝，小腹痛引睾丸，牵引会阴，腹部拘急而痛，喜温喜按，面白少华，舌质淡，苔薄白，脉沉弦而涩。

2.病机　脾胃虚寒，寒滞肝脉，肝脉失养。

[方义发微]　附子建中汤由附桂散与小建中汤二方相合而成。取附桂散温阳暖肝以散寒止痛；用小建中汤健脾温中以缓急补虚。脾胃虚弱，气血不足，故面白少华。脾阳虚，寒自内生，中州失于温养则腹部拘急而痛、喜温喜按。中阳失运，肝血不足，加之中寒入犯肝经，肝脉失于温养，故小腹痛引睾丸，牵引会阴等随现。是证也，单以附桂散难健脾温中以补虚；纯用小建中汤难温阳暖肝以散寒，故将两方相合。一则温阳暖肝以散肝寒而止痛；一则健脾温中以补虚而缓急。

七、通脉四逆加芍药汤

[方　　源] 《伤寒活人指掌》卷五。

[组　　成] 甘草六钱，附子（大者）一枚，干姜一两，芍药六钱。

[用　　法] 水三大盏，煎取一盏半，去滓，分二服。

[功　　效] 温阳散寒，缓急解痉。

[主　　治] 少阴腹痛，或泻利下重。

[应用要点] 1.主症　腹部拘急冷痛，四肢厥冷，下利清谷，或里急后
　　　　　　重，泻下大便黏冷如胶冻，舌淡苔白，脉微细
　　　　　　无力。

　　　　　　2.病机　心肾阳虚，脾阳不振，肝阴不足，筋脉失养。

[方义发微] 通脉四逆加芍药汤由通脉四逆汤与芍药甘草汤二方相合而
　　　　　　成，取四逆汤温心暖肾以回阳散寒；用芍药甘草汤柔肝和阴
　　　　　　以缓急解痉。客寒直中少阴，损伤心肾之阳。阳虚而不能
　　　　　　达于四末，故四肢厥冷。心肾阳虚致使脾阳不振，失于健
　　　　　　运而现下利清谷。由于素体营阴不足，肝阴亏损，故虽下
　　　　　　利而时或里急后重，腹虽冷痛而兼拘急。是证也，单以通
　　　　　　脉四逆汤难柔肝养阴以缓急解痉而除后重；纯用芍药甘草汤
　　　　　　难温阳散寒以救四肢厥冷，故将两方相合。一则温阳散寒
　　　　　　以救逆止痛；一则柔肝和阴以缓急解痉。

[方论精选] 少阴病，腹痛，若四肢逆而不温者，四逆散加附子。若手
　　　　　　足厥冷，脉微欲绝者，通脉四逆加芍药汤。（《医学纲目》）

八、芍药甘草大黄附子细辛汤

[方　　源]　吉益南涯所制。

[组　　成]　芍药 4.0g，甘草 4.0g，附子 2.0g，大黄 1.0g，细辛 3.0g。

[用　　法]　水煎内服。

[功　　效]　温阳散寒，泻结行滞，缓急止痛。

[主　　治]　寒积里实之腹痛。腹症以胁下压痛、腹直肌紧张为指征。
　　　　　　　常见于急、慢性结肠炎，结肠肝曲、脾曲综合征等疾病中。

[应用要点]　1.主症　腹痛便秘，胁下偏痛，发热，手足厥逆，舌苔白
　　　　　　　　　　　腻，脉紧弦。

　　　　　　　2.病机　脾胃虚寒，寒积里实，腑气不通。

[方义发微]　此方乃吉益南涯所制，是将《金匮要略》大黄附子汤与《伤
　　　　　　　寒论》芍药甘草汤合方而成，主治寒积里实之证。此证由
　　　　　　　于阳气不足，脾胃虚寒，运化失健，久而成寒积，腑气不
　　　　　　　通，故为腹痛，大便秘结。虚寒之气从下上逆，则为胁下
　　　　　　　偏痛。阳气不能达于四肢，故手足逆冷。积滞在肠胃，故
　　　　　　　可见发热。舌苔白腻，脉象紧弦，是寒实之征。治当温阳
　　　　　　　祛寒以散结，通便行滞以除积，缓急和中而止痛。方中用
　　　　　　　附子之辛热，温阳以祛寒，细辛除寒以散结，大黄之荡涤，
　　　　　　　泻除积滞，芍药养血柔肝而缓急，甘草补中而止痛，如此则
　　　　　　　积寒散，大便行，里实除，腑气通，则腹痛、胁下痛、发

热、肢厥等症悉平。

[方论精选]　此方南涯以之治挛急而兼偏痛者，用处颇广，方虽近制，而
　　　　　　效验实不亚于古方。(《栗园方函口诀》)

第十二章

地黄丸类合方

一、六味合五子丸

[方　　源]　《医学心悟》。

[组　　成]　大熟地黄八两，山药四两，山茱萸四两，茯苓、丹皮、泽泻各三两，枸杞子、菟丝子各四两，五味子、车前子、覆盆子各二两，石斛六两。

[用　　法]　熬膏和炼蜜为丸，每早开水下四钱。

[功　　效]　滋阴补肾，生精化气。

[主　　治]　不育证。

[应用要点]　1.主症　婚久不育，精少稀薄，腰膝酸软，舌红，脉细数，尺脉无力。

2.病机　肾阴不足，精血亏损。

[方义发微]　本方由六味地黄丸与五子丸相合而成。六味地黄丸是滋补肾阴的经典方，可治由肾阴不足引起的腰膝酸软、头晕目眩、口燥咽干、舌红少苔诸症；五子丸是治疗肾虚精化不足的要方，能治疗男子精液稀薄引发的不育。两方相合其

妙有二：其一，六味地黄丸是滋补肾阴之剂，而无温阳之功；五子丸则滋阴的同时有温通肾阳之力，故六味与五子相合，可奏阴阳同补之效，即如程钟龄所言，"补天一之水"，而天一之水内寓真阳。其二，六味地黄丸是滋补肾阴的基础方，即为肾阴不足的通用方，其可以治疗因肾阴不足引起的一系列病证，但其针对性则略显不足，而五子丸生精的专向性则可弥补六味地黄丸此方面之欠缺，又五子丸虽有生精作用，然必以肾阴为前提，六味地黄丸滋阴的作用，为五子丸的生精奠定了物质基础。

[方论精选] 子嗣者，极寻常事。而不得者，则极其艰难，皆由男女之际，调摄未得其方也。男子以葆精为主，女子以调经为主。葆精之道，莫如寡欲，远房帏，勿纵欲，少劳神，则精气足矣。如或先天不足，则用药培之。大抵左尺无力，或脉数有热，此真水虚也，六味丸合五子丸以补天一之水。若右尺无力，或脉迟厥冷，此真火衰也，八味丸合五子丸以补地二之火；若二尺脉俱无力，或中气馁弱，是水火两亏，气血并虚也，用十补丸合五子丸，而大补之；倘精薄不凝，更加鱼鳔、鹿角胶之属；精不射远，更用黄芪斤许熬膏为丸，以益其气，此治男子之法也。（《医学心悟·求嗣》）

二、参术六味丸

[方　　源] 《中医妇科治疗学》。

[组　　成] 生地黄、山茱萸各三钱，淮山药四钱，丹皮、泽泻各二钱，

泡参四钱，白术、茯苓各三钱。

[用　　法] 水煎，温服。

[功　　效] 和脾胃，养肝肾。

[主　　治] 经少经闭。

[应用要点] 1.主症　月经量少、闭经，颜面不润，色带淡黄或白，唇燥，两眼乏神；饮食减少；耳鸣头痛，或有潮热，手心发热，舌质淡红，苔薄黄，脉数无力。

2.病机　脾肾两虚，气血不足，经血无源；或精血不足，虚热内生。

[方义发微] 本方为六味地黄丸合四君而成。六味丸补肾填精，助先天以化生精血；四君汤益气健脾，补后天以资生化之源。二方合而用之，补肾健脾，乃治虚之本。同时，补肾与健脾又相互促进，治疗脾肾两虚、气血不足、精血亏乏所致女子月经量少、闭经，或兼阴虚内热者。

三、八味生脉汤

[方　　源]《杂症会心录》卷上。

[组　　成] 熟地黄五钱，人参一二钱或五七钱，麦冬二钱，山药一钱五分，山茱萸一钱五分，丹皮一钱，茯苓一钱，肉桂五分，泽泻五分，五味子五分，川附子五分。

[用　　法] 水二盅，煎七分，食远温服。

[功　　效] 温补肾阳，养阴益气。

[主　　治] 中风半身不遂。

[应用要点]　1.主症　半身不遂，语言不利，眩晕耳鸣，精神萎靡，形寒肢冷，面白或两颧浮红，腰膝酸软，气短乏力，舌淡，尺脉沉细无力或浮散无根。

　　　　　　2.病机　肾精不足，真阳亏虚，甚至阳气浮越欲脱。

[方义发微]　本方由八味丸与生脉饮相合而成。中风之证，初期多肝肾阴虚，肝阳化风，病久则阴阳两虚。本方所治，乃真阳衰微，元气欲脱，故用八味丸填肾精，补肾阳，于阴中求阳；合生脉饮，既能补助元气，又能滋阴潜阳固脱。两方相合，温补肾阳，益气养阴，并潜阳固脱。临床应用除中风见本证外，其他如哮喘、水肿等症见肾阳衰微，元气欲脱，亦可用本方治疗。

[方论精选]　先天无形之火乃真阳之火，人身无此火则神机灭息，生气消亡矣。惟桂、附能入肾命之间而补之，故加入六味中，复以人参、麦冬、五味子以收阴生脉，而虚火归经矣。(《杂症会心录》)

四、神功八味丸

[方　　源]　《朱氏集验方》卷十引梁国佐方。

[组　　成]　紫苏子、半夏、当归、甘草、前胡、厚朴、肉桂、炙附子、熟地黄、山药、丹皮、茯苓、泽泻、山茱萸。

[用　　法]　以苏子降气汤下八味丸。

[功　　效]　温补肾阳，降气化痰。

[主　　治]　中年妇人气冲心，小腹痛。

［应用要点］　1. 主症　咳喘上气，痰多色白，胸闷，面色㿠白，神疲嗜卧，腰膝酸冷，或浮肿少尿，或小便清长，或小腹冷痛，气上冲心，舌淡，苔白腻，脉沉紧，或滑，尺脉虚。

　　　　　　　2. 病机　痰涎壅盛于上，肺失宣降，又肾阳亏虚于下，下焦虚寒，上实下虚。

［方义发微］　本方由苏子降气汤合八味丸而成。苏子降气汤降气平喘，祛痰止咳，兼以温肾，治疗痰涎上壅于肺，而又兼肾阳不足之喘咳短气、痰多胸闷，是以治标为主，而方中温肾之药仅肉桂一味，力量不足。本方合以八味丸，补肾温肾，即针对下焦虚寒，温补肾阳，又能纳气平喘。与苏子降气汤共用，弥补其温肾药物的不足，而成标本兼顾，上下同治之方。原方主治妇人下焦虚寒，气冲心，小腹痛，不纳饮食之证，据其方义，还可用于喘咳上气，胸满痰多，兼腰膝痿弱，浮肿少尿，形寒肢冷，上盛下虚之证。

［方论精选］　神功八味丸　治中年妇人气冲心，小腹痛，饮食不纳，脉沉紧，左尺虚，遍药不效。(《类编朱氏集验医方》)

第十三章

五苓散类合方

一、二宜丸

[方　　源] 《朱氏集验方》卷六引《梁氏总药方》。

[组　　成] 茯苓、泽泻、猪苓、桂枝、白术、人参、甘草、干姜。

[用　　法] 水煎服。或以五苓散下理中丸亦好。

[功　　效] 温中散寒，健脾除湿。

[主　　治] 泄泻。

[应用要点] 1. 主症　泄泻，恶心，呕吐，腹痛，身重，口淡不渴，或口干不欲饮，舌淡，苔白腻或白滑，脉细或浮滑。

2. 病机　中焦虚寒，脾虚失运，水湿停滞。

[方义发微] 二宜丸由五苓散与理中丸二方相合而成。取五苓散运脾除湿以治水湿停滞；用理中丸温中健脾以治中焦阳虚、运化无权。本证以泄泻为主，表明中阳虚失健运为本，水湿内停而盛为标，因此恶心、呕吐、口淡不渴或渴不欲饮、苔白腻而滑可证标实明显，故设本方标本兼治。是证也，单以五苓散则难以补中阳、温散寒气，纯以理中丸难以祛除停滞中

焦之湿，故将两方相合，一则温中健脾以祛中焦之寒；一则
运脾以利停滞之湿。

[方论精选] 《机要》云：熟地黄，脐下发痛者，肾经也，非地黄不能除。
补肾益阴之剂，二宜丸加当归为补髓。（《汤液本草》）

二、苍术四苓散

[方　　源] 《伤寒大白》卷四。

[组　　成] 白术、茯苓、猪苓、泽泻、苍术、防风。

[用　　法] 用水煎煮，去滓温服。

[功　　效] 健脾燥湿，利水止泻。

[主　　治] 下利，小便不利。

[应用要点] 1.主症　大便稀溏，泻势急迫，甚则水泻，小便不利短少，
舌淡苔白滑，脉濡。

2.病机　脾失健运，小肠失于泌别，水湿下注，偏渗膀胱。

[方义发微] 苍术四苓散由苍术汤与四苓散二方相合而成。取苍术汤燥
湿舒脾以绝过盛水湿而止泻；用四苓散健脾渗湿利尿以使水
湿从小便排出。大便稀溏，甚则水泻，显系脾失运化水湿
下注，水液偏渗大肠所致，小便短少不利更是明证。是证
也，单以苍术汤难以速消肠中过盛之水，纯用四苓散难以根
绝水湿之源，故将两方相合。一则燥湿舒脾以使脾健而绝
水湿；一则渗湿利尿以消过盛之水湿，取"利小便即所以实
大便也"之旨。

[方论精选] 此方表有风湿；里有湿热。故以苍防散在表之风湿，以四

苓利在里之湿热。(《伤寒大白》)

三、苍防五皮饮

[方　　源] 《症因脉治》卷三。

[组　　成] 生姜皮、茯苓皮、桑白皮、五加皮、大腹皮、防风、苍术。

[用　　法] 上七味，以水煎煮，去滓温服。

[功　　效] 燥湿舒脾，利水消肿。

[主　　治] 风湿痿软，皮肤不仁，脉浮缓者。

[应用要点] 1.主症　四肢面目悉肿，按之没指，肢体困重乏力，肌肤不
　　　　　　　　　　仁，小便不利，脉浮缓。

　　　　　　 2.病机　素体脾虚失运，外感风湿之邪，内外湿相合，湿郁
　　　　　　　　　　肌表，气化失司。

[方义发微] 苍防五皮饮由苍术汤与五皮饮二方相合而成。取苍术汤燥
　　　　　　湿舒脾以运化水湿之功；用五皮饮利水消肿以治水盛于肌表
　　　　　　之势。素体脾不运健，导致运化水湿功能下降，加之风湿
　　　　　　邪气，使脾不能畅运水液而郁于肌肤，故四肢面目浮肿、按
　　　　　　之没指，肢体困重、乏力，肌肤不仁等随现。是证也，单
　　　　　　用苍术汤难以迅速利导外盛之水湿；纯用五皮饮难以强健脾
　　　　　　运之力，故将两方相合。一则利水消肿以祛过盛淤积之水；
　　　　　　一则燥湿健脾以加强运化水湿之功，实为标本兼顾之治。

[方论精选] 身发热，脉浮紧，羌活胜湿汤。关节重痛，寒气胜，桂枝
　　　　　　汤加苍术、防风、羌活、独活。热气胜，脉浮数者，荆防
　　　　　　平胃散。脉沉数者，荆防二妙丸。皮肤不仁，脉浮缓者，

苍防五皮饮。(《症因脉治》)

四、半夏汤

[方　　源]　《普济方》卷三九五。

[组　　成]　猪苓、茯苓、泽泻、白术、桂枝、半夏、生姜。

[用　　法]　水煎服。吐了痰，泻亦止，惊自退。

[功　　效]　运脾除湿，化痰降逆。

[主　　治]　小儿吐泻发搐，觉有痰者。

[应用要点]　1.主症　小儿吐泻，吐物为痰涎，时发搐，胸痞闷，咽部痰
　　　　　　　　　　涌阻滞。头重而痛，时呕恶，舌淡嫩，苔白腻而
　　　　　　　　　　滑，脉浮滑或弦滑。

　　　　　　　2.病机　脾虚失运，升降失司，生痰聚饮，痰涎上涌而发
　　　　　　　　　　惊风。

[方义发微]　半夏汤由五苓散与小半夏汤二方相合而成，取五苓散健脾化
　　　　　　　湿以利水；用小半夏汤平胃降逆以化痰。本证小儿吐泻发
　　　　　　　搐，实乃小儿脾气尚弱，加之嗜食寒凉之物损伤脾阳所致，
　　　　　　　待饮聚痰盛涎涌之时而有惊风发搐之变。如咽部觉有痰、
　　　　　　　头重、时呕恶等均为痰气上涌之明证，而胸痞闷为痰饮阻
　　　　　　　滞气机之象。是证也，单用五苓散难以祛痰降逆；纯以小
　　　　　　　半夏汤则难绝痰饮之源，故将两方相合。一则祛痰以治急；
　　　　　　　一则健脾除湿以治本。本方无息风止惊之味，实不止搐而
　　　　　　　搐自止，真乃治本之图。至若"吐了痰，泻亦止，惊自退"
　　　　　　　乃痰化饮消之另一途径也。

五、胃苓五皮汤

[方　　源]　《幼科发挥》卷三。

[组　　成]　猪苓、泽泻、白术、茯苓、桂枝、厚朴、甘草、生姜皮、桑白皮、陈橘皮、大腹皮、茯苓皮。

[用　　法]　上共锉，取长流水，加灯心，水煎服。

[功　　效]　燥湿健脾，行气利水。

[主　　治]　小儿水肿。

[应用要点]　1.主症　全身水肿，凹而不起，小便不利，舌淡苔白，伴有脘腹胀满，不思饮食，口淡不渴，呕欲吐，大便溏。

2.病机　寒湿困脾，脾虚失运，水湿泛滥，溢于肌肤。

[方义发微]　胃苓五皮饮由胃苓汤与五皮饮二方相合而成。取胃苓汤燥湿健脾以醒脾阳；用五皮饮利水消肿以祛四溢水湿。脘腹胀满、时作呕恶、不思饮食显系脾阳受困；全身悉肿而甚，按之没指则为水湿之气泛滥、水邪过盛所致。由此表明，脾阳虚受困，中运无权是本，而水湿盛四溢泛滥为标。故本证也，单以胃苓汤难以尽速祛除四溢之水湿；纯用五皮饮难以振奋中阳，故将两方相合。一则燥湿健脾以振脾阳而断绝水气之源；一则行气利水以迅速消散泛滥之水，而使水去肿消。

[方论精选]　阴水肿者湿重热轻，郁结脉络也。肿自两足先起，由下而上，皮肤如裹水状，以指按之，窅而不起，大便溏滑，溺短浑浊，时或点滴，甚则气短而喘，皆由水停不行所致。治在肾而渗利之，《内经》所谓洁净府是也。轻则椒目五苓

散，重则麻附五皮饮，使水湿从溺道而泄，溺畅则肿自消，继以香砂春泽汤，温补脾肾以善后。若面目一身俱黄，黄而且肿者，名曰黄肿，必先观其色之明暗，如黄色鲜明，溺色老黄且涩者，此热重于湿也。治宜茵陈蒿汤，送下神芎导水丸，速泻其黄以退肿，继以吴氏二金汤调理之。如色黄昏暗，溺色淡黄不利者，此湿重于热也。治宜茵陈胃苓汤，送下三丰伐木丸，急去其黄以消肿，继以茵陈五苓散调治之。惟其间肿而且胀者，首推胃苓五皮汤，最稳而灵，肿而且喘者，五子五皮饮，亦多奏效。(《湿温时疫治疗法》)有一身尽肿者，宜胃苓五皮汤主之。经郁则折之，谓上下分消，以去其湿，发汗利小便。此方是小儿者，胃苓丸煎五皮汤送下。(《幼科发挥》)

第十四章

小陷胸汤类合方

一、承气合小陷胸汤

[方　　源]　《温病条辨》卷二。

[组　　成]　生大黄五钱，厚朴二钱，枳实二钱，半夏三钱，瓜蒌三钱，
黄连二钱。

[用　　法]　水八杯，煮取三杯，先服一杯，不下再服一杯，得快利，止
后服，不便再服。

[功　　效]　清胸中痰热，下肠腑痞结。

[主　　治]　温病三焦俱急，大热大渴，舌燥，脉不浮而燥甚，舌色金
黄，痰涎壅甚，不可单行承气者。

[应用要点]　1.主症　身热，口大渴喜凉，胸脘痞满，咯痰黄稠，腹痛而
胀，大便秘结，舌红苔老黄而燥，脉滑数。

2.病机　外感温热，热邪内陷于胸，痰热互结；热邪入于肠
腑，燥热内结，气机阻滞。

[方义发微]　承气合小陷胸汤由小承气汤与小陷胸汤二方相合而成。取
小承气汤苦寒泻下以通腑除胀；用小陷胸汤清热化痰以散胸

中痰热之结。胸脘痞满，咳痰黄稠显系痰热内结于胸；腹痛而胀，大便秘结或便硬则为燥热痞结于肠。本为外感温热，加之温热与有形之痰、屎相结，故其热难清而日趋猖獗，灼伤阴津在所难免，故见身热，口大渴喜凉饮，舌老黄，脉数疾等症。当此之时，单以小承气则难散解胸中痰热；纯用小陷胸汤难攻下肠中结热，故将两方相合。一则清泻肠腑结热使腑通热下；一则清热化痰以散胸中痰热之结，使上下之热得以清泻则诸症得解。

［方论精选］温病大热大渴，舌燥，脉不浮而躁甚，舌色金黄，痰涎壅甚者，上焦未清，而又阳土燥烈，煎熬肾水，三焦俱急也，承气合小陷胸汤主之。(《温病指南》)

温病三焦俱急，大热大渴，舌燥。脉不浮而燥甚，舌色金黄，痰涎壅甚，不可单行承气者，承气合小陷胸汤主之。三焦俱急，谓上焦未清，已入中焦阳明，大热大渴，脉躁苔焦，阳土燥烈，煎熬肾水，不下则阴液立见消亡，下则引上焦余邪陷入，恐成结胸之证。故以小陷胸合承气汤，涤三焦之邪，一齐俱出，此因病急，故方亦急也，然非审定是证，不可用是方也。承气合小陷胸汤方苦辛寒法。(《温病条辨》)

二、小陷胸汤加枳梗汤

［方　　源］《保命歌括》卷十七。

［组　　成］黄连一钱三分，半夏二钱六分，瓜蒌子（连瓤）二钱半，

枳壳、桔梗各一钱。

[用　　法] 上㕮咀。用水二盏，先煎瓜蒌，取一盏半，去滓；入药再煎八分，去滓，食后温服。

[功　　用] 涤痰清热，散结除痞。

[主　　治] 痰咳，胸满而痛，咽喉不利。

[应用要点] 1.主症　胸膈痞满疼痛，咳嗽咯痰，烘热面赤，咽喉不利，舌红苔黄厚而腻，脉弦滑或弦滑数。

2.病机　痰热互结心下，胸膈气机郁结，上焦郁闭不通。

[方义发微] 本方系小陷胸汤与枳梗汤的合方。小陷胸汤，清热化痰开结，主治外邪内陷、痰热互结之小结胸证，方中以黄连清泄心下结热，瓜蒌实清热涤痰，半夏辛开化痰，共奏清热化痰，宽胸散结之功；枳梗汤，畅胸膈之气，开发上焦，主治结胸痞气，胸满不利，烦闷欲死。其中枳壳味辛、苦，性寒，行气宽中除胀；桔梗味辛、苦，性平，祛痰排脓，其质轻清，善走上焦，可引药上行，利咽祛痰。两方相合，小陷胸汤的清热涤痰散结，可补枳梗汤清除邪热之不足；枳梗汤的理气宽胸祛痰，可增加小陷胸汤散结化痰之功，同时其宣发肺气，开发上焦，亦有利于结胸痰热结滞之清化。相合后对于痰热互结心下，胸膈气机结滞，上焦郁而不宣更为适宜。

[方论精选] 此则因痰热互结，未成胃实。观其脉浮滑，知其邪在上焦，故但以半夏之辛温散结豁痰，瓜蒌之润燥涤垢，黄连之苦寒降火泄热。此方以之治伤寒亦可，以之治杂病亦可，即表未解而里有痰热者，皆可兼而用之。(《成方便读》)

以半夏之辛散之，黄连之苦泻之，瓜蒌之苦润涤之，所以除

热散结于胸中也。先煮瓜蒌，分温三服，皆以缓治上之法。（《古今名医方论》）

三、小陷胸加枳实汤

[方　　源]　《温病条辨》卷二。

[组　　成]　黄连二钱，瓜蒌三钱，枳实二钱，半夏五钱。

[用　　法]　急流水五杯，煮取二杯，分二次服。

[功　　用]　涤痰清热，宽胸散结。

[主　　治]　阳明暑温，水结在胸。

[应用要点]　1.主症　水结在胸，心下按之则痛，面赤身热头晕，不恶寒，但恶热，渴欲冷饮，饮不解渴，得水则呕，小便短，大便闭，舌上黄滑苔，脉洪滑。

　　　　　　2.病机　外邪内陷化热，与痰水互结于心下。

[方义发微]　本方以小陷胸汤和枳实散相合而成，主治阳明暑温，水结在胸之小结胸证，是为外邪内陷化热与痰水互结于心下所设。其中小陷胸汤涤胸膈痰热，开胸膈气结，方中以黄连涤热，半夏导饮，瓜蒌润燥下行，合而治之，功虽不峻，亦能突围而入；枳实散破气消积化痰除痞，主治痰浊阻塞气机之心下痞满，气从胁下上逆之气实诸痛证，以除胸胁痰癖，逐停水，破结实，消胀满而见长。两方相合，枳实散可协同小陷胸汤开郁散结化痰，小陷胸汤可补充枳实散化痰清热之不足，对于痰水互结心下，结滞较甚者更为适宜。

[方论精选]　暑兼湿热，热甚则渴，引水求救，湿郁中焦，水不下行，反

而上逆则呕；胃气不降，则大便闭。故以黄连、瓜蒌清在里之热痰，半夏除水痰而强胃；加枳实者，取其苦辛通降，开幽门而引水下行也。（《温病条辨》）

第十五章

其他类合方

一、芎芷香苏散

[方　　源] 《医方类聚》卷五十六引《管见良方》。

[组　　成] 香附子（炒去毛）、紫苏各三两，陈皮（去白）、川芎、白芷各二两，炙甘草一两。

[用　　法] 上咬咀。每服三钱，水一大盏，加生姜三片，大枣一个，煎至七分，去滓热服，不拘时候。

[功　　效] 疏散风寒，理气和中，止痛。

[主　　治] 四时感冒，外感风寒兼肝胃气滞、头痛者。现代用于胃肠型感冒。

[应用要点] 1.主症　恶寒发热，头痛项强，无汗，胸脘痞满，不思饮食，百节酸痛，苔薄白，脉浮。

2.病机　风寒外束，卫阳郁遏，兼肝胃气滞。

[方义发微] 芎芷香苏散为香苏散与芎芷散构成的合方。方用香苏散疏风散寒，理气和中；芎芷散疏风止痛。二方合用，既发汗解表，治疗外感风寒，又可治疗风邪外袭，上犯头目阻遏

清阳引起的头痛。恶寒发热，头痛项强，无汗，百节酸痛，苔薄白，脉浮，为外感风寒在表之证。胸脘痞满，不思饮食，为风寒束表、肺气不宣，脾胃功能失调，气机不畅之见证。本证因外感风邪所致，故疏风散寒为主，二方合用，共奏疏风散寒、理气和中、止痛之功。

[方论精选] 治伤风，鼻中清涕，自汗，头疼，或发热。(《世医得效方》)治眼开不得，羞明怕日，此是风热牵闭所致。芎芷香苏散加前胡、连根葱白三茎煎服。若脏腑闭，加大黄。小儿翳障及疮疹不得开，加生桑白皮七寸同煎，根新能泻肺，膜不生翳便退。(《世医得效方》)

二、二香散

[方　　源] 《普济方》卷一一七引《如宜方》。

[组　　成] 香薷、白扁豆、厚朴、陈皮、香附、苏叶、甘草各等份。

[用　　法] 水煎服。

[功　　效] 理气除湿解表。

[主　　治] 夏日得病，头疼身热，伏暑、伤寒疑惑之间者。

[加　　减] 脑痛，加连须葱煎。

[应用要点] 1.主症　夏月乘凉饮冷，外感风寒湿邪，内有气滞，头重而痛，发热，恶寒，无汗，胸胁痞闷，不思饮食，舌淡红，苔薄白，脉浮。

2.病机　暑季感寒伤湿，内有气滞。

[方义发微] 二香散由三物香薷散与香苏饮相合而成。取三物香薷散除

湿解表以散在外风寒、除在里之湿；用香苏饮理气解表以散外在风寒、行胸脘气。头痛、发热、恶寒，邪在表无疑，头重而昏痛显系湿邪上干所为，胸胁痞满、不思饮食又是为湿阻中阳、气机不畅之象。故本方单以三物香薷散则难理胸脘气滞，纯以香苏饮则难祛表里之湿，故将两方相合。一则解表兼行内之气滞；一则解表兼祛夏月外感之湿，共奏理气祛湿解表之效。至于脑痛者加连须葱煎，乃通阳化湿、引经报使之用也。

[方论精选]　除黄连，加木瓜、甘草、香附、陈皮、苍术、紫苏，名二香散（盖合香苏饮、香薷饮为一方也），治外感内伤，身热腹胀。（《成方切用》）

三、天水凉膈散

[方　　源]　《黄帝素问宣明论方》。

[组　　成]　滑石、甘草、川大黄、朴硝、山栀仁、薄荷、黄芩、连翘。

[用　　法]　将上药制为粗末，每次服9g，加竹叶5片，蜂蜜少许，水煎去滓，饭后温服。

[功　　效]　清热利湿，凉膈通腑。

[主　　治]　火热暑湿证。

[应用要点]　1.主症　身热口渴，胸膈烦热，面赤唇焦，口舌生疮，大便秘结，小便不利，舌红，舌苔或腻，脉数有力。

　　　　　　　2.病机　热邪或暑热壅遏上中二焦，阻塞气机。

[方义发微]　本方由凉膈散与天水散相合而成。凉膈散出自《局方》，是

治疗上中二焦火热证的方剂，能清热通下、泻火通便，以烦躁口渴、胸膈烦闷、口舌生疮、便秘溲赤为审证要点；天水散即六一散，出自《伤寒直格》，为刘完素先生所制方剂，为治疗暑热证的主方，以身热烦渴，小便不利为审证要点。凉膈散清上与泻下并施，药多苦寒直折，宜于火热炽盛者，而无利湿之功；天水散有清热利湿之力，但泻火解毒之力不足。两方相合，天水散可补凉膈散不备的渗湿通利小便之力，使湿邪由小便而去；凉膈散可补天水散清热解毒、通腑泄热之能，故对于湿盛壅阻上中焦者，尤为适宜。两方依用药比例不同，名称有异，但病机特征与主症则基本相同，唯热与湿的偏重有所差异。如两方比例相同者，称天水凉膈各半；天水散为二，凉膈散为一时，称天水一凉膈半。

[方论精选] 刘完素："伤寒无汗，表病里和，则麻黄汤汗之，或天水散之类亦佳。表不解，半入于里尚在表者，小柴胡汤和解之，或天水凉膈散甚良。表里热势俱紧者，大柴胡汤微下之，更甚者大承气汤下之。表热多里热少者，天水一凉膈半和解之，里热多表热少，未可下之者，凉膈一半天水调之。"（《黄帝素问宣明论方》）

四、白虎合六一散

[方　　源] 《治痢南针》卷十。

[组　　成] 知母四钱，石膏一两六钱，甘草一钱半，粳米一合，滑石三钱。

[功　　效] 清热生津，祛暑利湿。

[主　　治]　伤暑霍乱。

[应用要点]　1.主症　吐泻交作，身热肢寒，自汗烦渴，小便短赤或不利，舌苔黄腻，脉濡数。

2.病机　暑热之邪夹湿，中阻脾胃，致气机升降悖逆，清浊相干。

[方义发微]　本方为白虎汤与六一散相合而成。白虎汤出自《伤寒论》，是治疗阳明经证的主方，后为治疗气分热盛的代表方剂，具有清热除烦，生津止渴的作用，适用于热在气分，热盛津伤证，症见壮热面赤，烦渴引饮，大汗出，脉洪大等"白虎汤四大证"。六一散出自《伤寒直格》，具有祛暑利湿作用，适用于感受暑湿，具有身热烦渴，胸脘痞闷，小便不利等症。六一散有清热不留湿，利水又不伤正之妙，为治疗暑湿病的常用基础方。二方相合，六一散有助白虎汤清热生津之功，白虎汤有助六一散清暑利湿之效，共达清热生津、祛暑利湿之功效，使暑热霍乱自除。

[方论精选]　白虎合六一散　治伤暑霍乱，身热肢寒，自汗口渴，小便短赤者。(《治痢南针》)

五、犀角地黄汤合银翘散

[方　　源]　《温病条辨》。

[组　　成]　干地黄一两，生白芍三钱，丹皮三钱，犀角三钱，银花一两，连翘一两，苦桔梗六钱，薄荷六钱，竹叶四钱，生甘草五钱，芥穗四钱，淡豆豉五钱，牛蒡子六钱。

[功　　效]　清热解毒，凉血止血，散瘀。

[应用要点]　1.主症　吐血，衄血，身热谵语，咳嗽，口渴不欲饮，舌红
绛，脉细数。

2.病机　热入血分，灼伤血络，血从上溢。

[方义发微]　本方由犀角地黄汤与银翘散相合而成。犀角地黄汤出自
《备急千条要方》，是治疗热入血分、迫血妄行的名方，银翘
散出自《温病条辨》，是治疗温病初起，邪在上焦，辛凉解
表的方剂，两方相合实现了甘咸微苦法与辛凉法的结合，将
凉血解毒与辛凉解表合二为一，以奏营血与卫分共治之妙。
从两方功能上来看，犀角地黄汤能凉血止血，解毒散瘀，凡
热入营血之动血证皆可以本方治之，然治肺络灼伤的针对
性不足；而银翘散是专治温热之邪犯上焦、肺卫不宣的方
剂，故银翘散的并入，使得犀角地黄汤的凉血止血功能定位
于上焦肺卫。从脏腑关系来看，肺为金，肾为水，金水间
的母子关系令我们可以得出肾水的充沛，可以使肺中阴液不
虚；肺金不伤，则肾水化生有源。犀角地黄汤清血中伏火，
故能达救水以救金之效；银翘散的清宣肺卫，救金则有生水
之功，故取两方相合以治邪在肺卫，肺络损伤之咯血、衄血
之证。

[方论精选]　太阴温病，血从上溢者，犀角地黄汤合银翘散主之血从上
溢，湿邪逼迫血液上走清道，循清窍而出，故以银翘散败
温毒，以犀角地黄汤清血分之伏热，而救水即所以救金也。
（《温病条辨》）

六、六物解毒合阿胶滑石汤

[方　　源] 《方舆纪闻》。

[组　　成] 土茯苓6.0g，通草、忍冬、川芎、滑石、阿胶各2.3g，大黄、甘草各1.0g。

[用　　法] 上八味，以水3合（1合为1/10升），煮取1.5合，内胶烊尽，分温服。忌海腥、煎炒、卤盐、房事等，1日服3剂，不愈者，加至4~5剂。至重者，7倍土茯苓，3倍大黄，倍余药，加反鼻6.0g，以水4合，煮取2.5合，再以水3.5合煮取2合，俱合和，空心1日1夜服尽。虽脓淋至重者，用此汤7日而无不奏效矣。

[功　　效] 清热解毒，利尿通淋。

[主　　治] 淋证（即现代医学之淋病性尿道炎）。

[应用要点] 1. 主症　脓淋，小便赤涩，疼痛，舌红苔黄，脉滑数。
2. 病机　房事不洁，感染湿热毒邪。

[方义发微] 本方主治脓淋之证。脓淋之作，多由房事不洁，感染湿热之毒而成。本方以土茯苓清热解毒利湿；忍冬清热解毒，通草、滑石清热利尿通淋，阿胶、甘草滋阴润燥而止痛，川芎、大黄活血通络，以利毒气之消散。本方清热利湿，解毒活血，通淋利尿，缓急止痛，对脓淋疗效颇佳。原方后云"虽脓淋至重者，用此汤七日而无不奏效矣"，由此可见其疗效之好。其重者加用反鼻者，乃取其滋补强壮，破恶血之功，以扶正祛邪。

七、二地二冬汤

[方　　源]　《医略六书》卷十九。

[组　　成]　生地黄五钱，麦冬三钱（去心），熟地黄五钱，天冬三钱（去心）。

[用　　法]　水煎，去滓温服。

[功　　效]　滋肾润肺，除烦止咳。

[主　　治]　阴虚肺燥，干咳虚烦，脉虚数者。

[应用要点]　1.主症　干咳少痰或痰黏难咯，口干而渴，五心烦热，时发潮热盗汗，以夜晚为甚，舌红少苔，脉虚数。

　　　　　　　2.病机　肺肾阴亏，虚火内扰。

[方义发微]　二地二冬汤由二黄散与二冬膏二方相合而成，取二黄散滋补肾阴以补肺阴；用二冬膏滋补肺阴以清虚热，止烦渴，润肺燥。本证肺阴亏虚，燥热内生，致使肺失肃降，虚热内扰，而现干咳少痰，口干而渴，时发烦热。加之肾阴亏虚，虚火之征更为突出。当此之时，单以二黄汤则难以迅补肺阴以清虚热；纯用二冬汤则难以滋补肾阴以使肺阴有源，故将两方相合。一则补肾阴以生肺津；一则补肺阴以清润，如此则阴津生、燥热除、烦渴止、咳逆平。

[方论精选]　久嗽肺虚，寒热往来，皮毛枯燥，声音不清，或嗽血线，口中有浊唾涎沫，脉数而虚，为肺痿之病。因津液重亡，火炎金燥，如草木亢旱而枝叶萎落也。治宜养血润肺，养气清金，初用二地二冬汤以滋阴，后用门冬清肺饮以收功。（《证治汇补》）

某左，屡屡吐血，干咳不已，脉见弦数。肺肾两亏，拟二

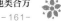

地二冬汤，以清金保肺，壮水制阳。前云咳吐伤气，气属肺，肺为肾母，肾为肺子，未有母伤而子不伤者也。(《笔记杂录》)

八、二母二冬汤（二冬二母汤）

[方　　源]　《症因脉治》卷二。

[组　　成]　知母、贝母、麦门冬、天门冬。

[用　　法]　上四味，以水煎煮，去滓温服。痰多，暂加青黛、海石；肠枯，暂加当归、芍药；气凝，暂加半夏、香附以行本方之滞；肾水竭，加生、熟地黄。

[功　　效]　清养肺胃，润燥化痰除烦。

[主　　治]　内伤噎膈；燥热咳喘，甚则烦满身肿。阴虚热炽，肺金受烁，干咳虚烦。

[应用要点]　1.主症　干咳少痰或痰黄稠而黏难咯，口干而渴，咽喉不利，甚则吞咽食物难下，或兼肌肤干燥不润，心烦不宁，大便干，小便涩少，舌红少苔而干，脉涩。

　　　　　　　2.病机　肺胃津伤，痰热互结。

[方义发微]　二母二冬汤由二母散与二冬膏两方相合而成。取二母散清热化痰以润肺止咳；用二冬膏滋肺生津以润燥除烦。干咳少痰或无痰、痰黄稠难咯意近而别，干咳无痰纯为燥伤肺津；痰黄稠量少则为燥热与痰互结。本证既有肺胃津伤而现口干渴，心烦不宁，大便干，小便涩少，甚或肌肤干燥欠润，又有燥热与痰互结而现痰黄稠难咯，咽喉不利，甚则咽

食困难。是证也，单以二母散难补肺胃阴津以止烦渴；纯用二冬膏难化痰热之结以行咽喉不利，故将两方相合。一则行郁化痰以清热；一则滋阴润燥以生津除烦。

[方论精选] 方中天门冬清心润肺以益肾水；麦冬润肺清心以生津液；川贝母凉心解郁，清肺气以化痰热；肥知母滋肾涤热，除虚烦以润肺金。洵为润燥除烦之剂，乃干咳虚烦之专方。（《医略全书》）

九、苏葶滚痰丸

[方　　源] 《医宗金鉴》卷五十三。

[组　　成] 苏子（炒）一两，葶苈（微炒）一两，大黄（酒蒸一次）四两，沉香五钱，黄芩四两，青礞石（火煅如金为度）五钱。

[用　　法] 上为末，水为丸。量虚实服之，生姜汤送下。

[功　　用] 泻火涤痰，逐饮降逆。

[主　　治] 小儿食积咳嗽，便秘者；小儿痰饮喘急，其音如潮响，声如拽锯者；小儿燥痰，痰多燥黏，气逆喘咳，夜卧不宁，面赤口干，小便黄赤。

[应用要点] 1.主症　咳喘痰稠，胸胁胀满，喘息痰涌不能平卧或喉中痰鸣，其音如潮响，声如拽锯，或发癫狂惊悸，夜卧不宁或面身水肿，小便不利，伴见面赤口干，大便秘结，舌质红，舌苔黄厚，脉滑有力。

2.病机　实热老痰互结，饮停上焦，肺气上逆。

[方义发微] 本方系苏葶定喘丸与滚痰丸相合而成。其中苏葶定喘丸，

又名苏葶丸，出自《医宗金鉴》卷三十。功用泻饮降逆，用于饮停上焦攻肺，喘满不得卧，面身水肿，小便不利诸症以降肺气泻肺实而见长。方中苏子降气消痰，止咳平喘，可畅利胸膈；葶苈子泻肺平喘，利水消肿，用于痰涎壅滞，咳嗽喘促之实证或热与痰水互结之小结胸证。滚痰丸泻火逐痰，用于实热老痰互结所致咳喘痰稠，胸脘痞闷，大便秘结不通，甚或癫狂惊悸之证，攻逐之力较猛，为攻坠实热老痰之方剂，本方以苏葶定喘丸降肺气，平喘逆而消痰逐饮，泻肺气之闭，开上焦之不通，使气顺而痰消；以滚痰丸荡涤实热，肃降肺气，逐沉积伏匿之老痰，开痰火下行之路，如此相合则上下得通，气机调顺，实火得清，老痰可除，饮邪自消，相得益彰。然本方药力较猛，非实热老痰，及饮邪内停及水肿实证，均应慎用，以免损伤正气。

[方论精选] 治热痰变生诸症，服清气化痰汤。酒食生痰，膈满眩嗽，服顺气消食丸。中脘气滞，痰涎不利，服三仙丸。脾虚痰厥，头痛，服半夏天麻白术汤。风痰郁结，肩背走痛，服豁痰汤。痰喘气急，形气实者，服苏葶滚痰丸。痰火嘈杂，心悬如饥，服三圣丸。痰迷心窍，舌黑晕眩，服加味导痰汤。痰泻，时或泻，时或不泻，泻无定期也。形气实者，服苏葶滚痰丸之类。（《杂病心法集解》）

小儿痰饮壅盛，气逆因作喘者，其音如潮响，声如拽锯，须急攻痰饮，宜苏葶滚痰丸从而治之。若停饮喘急，不得卧者，又当泻饮降逆，用苏葶丸治之。（《幼科指南》）

十、芎辛导痰汤

[方　　源] 《奇效良方》卷二十四。

[组　　成] 川芎、细辛、南星、陈皮(去白)、茯苓各一钱半,半夏二钱,
枳实(麸炒)、甘草各一钱。

[用　　法] 上作一服,水二盏,加生姜七片,煎至一盏,食后服。

[功　　用] 燥湿化痰,行气开郁,祛风止痛。

[主　　治] 痰厥头痛,胸膈痞塞,恶心呕吐,舌苔白润,脉滑。

[应用要点] 1.主症　头痛眩晕,甚或痰厥,眉棱骨痛,连于目不可开,
昼静夜剧,痰涎壅盛,胸膈痞塞,咳嗽恶心,呕不
能食,舌苔白润,脉滑。

2.病机　风痰上扰清窍,气机郁阻不通。

[方义发微] 本方为芎辛散与导痰汤相合而成,针对痰浊内蕴,肝风夹
痰上扰清窍,气机闭阻不通而设。以燥湿化痰,行气开郁,
祛风止痛见长。其中芎辛散,治风化痰,清利头目,主治
膈痰风厥,头目昏痛,不思饮食,方中川芎、细辛均为辛
温之品,味辛则能行能散,性温则能温化痰饮。痰湿袭经,
抑遏不散,故清阳之气不伸,不能分布,故头痛不止。川
芎活血行气,既能上行头目,又可下行血海,走而不守,为
血中气药;细辛祛风散寒,温肺化饮。两药相伍祛风化痰,
行气开郁,可使清阳之气得伸而经气清和。导痰汤燥湿祛
痰,行气解郁。主治痰涎壅盛,胸痞脘闷及肝风夹痰,头
痛眩晕甚或痰厥诸症。其以二陈汤为基础方加胆星、枳实
而成,长于祛痰行气。两方相合,导痰汤燥湿化痰,行气
开郁,其健脾之功可除生痰之源,芎辛散的治风化痰、清利

头目，可助导痰汤温化痰饮，且其辛香走窜，能引药上行，温经通阳，祛风而止痛。两方相辅相成，可使风痰得除，经络得通，而脘恶头痛自愈。

[方论精选]　芎辛导痰汤治痰厥头痛。（《证治准绳》）

风痰湿火俱有病也。目系所过，上抵于脑，诸阳经夹外邪，郁成风热，毒上攻脑，下注目精，遂从目系过眉骨，相并不痛。若心肝壅热，上攻目精而痛，亦目系与眉骨牵连而痛。故其为症，有由风痰，眉骨痛连于目，不可开，昼静夜剧者（宜芎辛导痰汤）；有由痰火，眉心并眉梁骨痛者（宜二陈汤送青州白元子）；有由风热夹痰而痛者（宜芷苓散）；有中风寒侵犯而痛者（宜羌乌散）；有由湿痰、眉眶骨痛，而身重者（宜芎辛导痰汤加川乌、白术）。（《杂病源流犀烛》）

十一、苇茎合四顺汤

[方　　源]　《勿误药室方函》。

[组　　成]　苇茎 4.0g，薏苡仁 8.0g，桃仁、瓜子、贝母各 4.0g，桔梗、紫菀、甘草各 2.0g。

[用　　法]　水煎服。

[功　　效]　清肺化痰，逐瘀排脓，止咳。

[主　　治]　肺痈。对肺结核、肺脓疡、腐败性气管炎有效。

[应用要点]　1.主症　咳嗽较剧，胸中隐隐作痛，发热，咳吐腥臭黄痰脓血，舌红苔黄腻，脉滑数。

　　　　　　　2.病机　肺有实热，痰瘀交阻。

[方义发微]　本方为浅田宗伯氏所创，方载于《勿误药室方函》，系苇茎汤与四顺汤之合方。痰热瘀血壅结于肺，肺为热灼，气失宣畅，故咳嗽上气；热毒壅瘀，郁结成痈，血败化脓，故咳吐腥臭脓血，瘀热内蕴，熏灼肺络，则胸中隐隐而痛。方中苇茎清肺泄热，瓜子仁、桔梗祛痰排脓，薏苡仁清热利湿，桃仁活血化瘀，贝母泄热散结，紫菀止咳化痰。诸药合用，共奏清肺化痰，止咳排脓之功。本方应用之要点为肺有实热，痰瘀交阻。临床所见症当以微热、咯脓血、咳嗽剧烈为主。

十二、三才封髓丹

[方　　源]　《医学发明》卷七。
[组　　成]　天门冬（去心）、熟地黄、人参（去芦）各半两，黄柏三两，缩砂仁一两半，甘草七钱半（炙）。
[用　　法]　上为细末，水糊为丸，如梧桐子大。空心服五十丸，用苁蓉半两，切作片子，酒一大盏，浸一宿，次日煎三四沸，去滓，送下前丸。
[功　　效]　降心火，益肾水；滋阴养血，润补下燥。
[主　　治]　肾虚语音不清。肾经咳嗽，真阴涸竭，梦遗走泄。
[应用要点]　1.主症　咳嗽、咳痰咳血，面色潮红，口干渴，梦遗早泄，舌质红，苔薄白，脉沉细。

　　　　　　　2.病机　肺肾阴虚，心火亢盛，肺失宣肃，肾气不固。
[方义发微]　本方以三才汤与封髓丹相合而成。三才汤滋阴养血，可治

因肺、脾、肾阴虚引起的咳嗽、咳痰、咳血，是治疗肺痨的常用方；封髓丹能清火化湿，可治心火旺盛、肾精不固的早泄。两方相合，实现了滋阴与清热的结合。三才汤滋阴之力有余而清热之力不足，封髓丹能清热化湿而无滋阴之力，二方相合后，三才汤的滋阴可以避免封髓丹苦寒化燥，封髓丹之清热，有利于三才汤之滋阴，二者相辅相成，并行不悖；且因封髓丹中的砂仁有化湿和胃之力，又可防治三才汤的滋腻之弊，使至静之品，微具流动之性，完成了方剂配伍中的动静结合。

[方论精选]　除后三味等分煎名三才汤，治脾肺虚痨咳嗽，除前三味名封髓丹，治心火旺盛，肾精不固，易于施泄。(《成方切用》)

此于三才丸方内加黄柏、砂仁、甘草，以黄柏入肾滋阴，以砂仁入脾行滞，而以甘草少变天冬、黄柏之苦，俾合人参建立中气。(《医门法律》)

十三、四神丸

[方　　源]　《证治准绳》。

[组　　成]　肉豆蔻二两，补骨脂四两，五味子二两，吴茱萸(浸炒)一两。

[用　　法]　为末，生姜八两，红枣一百枚，煮熟取枣肉，和末丸如桐子大，每服五十或七十丸，空心或食前白汤送下(现代用法：每日1~2次，每次6~9g，空腹或食前开水送下。亦可按原方用量比例酌减，水煎服)。

[功　　效]　温补脾肾，涩肠止泻。

[主　　治]　脾肾虚寒泄泻证。

[应用要点]　1. 主症　五更泄泻，不思饮食，或久泻不愈，腹痛腰酸肢
　　　　　　　　　冷，神疲乏力，舌淡苔白，脉沉细。

　　　　　　　2. 病机　肾阳虚衰，不能温养脾阳，脾失温煦，运化失常。

[方义发微]　本方由出自《本事方》的二神丸与五味子散二方相合而成。
二神丸由肉豆蔻、补骨脂组成，能够温补脾肾，涩肠止泻；
五味子散用五味子、吴茱萸组成，其功效温中涩肠。今两
方合而为四神丸，增强二神丸的温中之效；相合后温补固
涩之功更佳，对脾肾虚寒之泄泻不止，或五更泄泻，用之
甚效。

[方论精选]　柯琴："泻利为腹疾，而腹为三阴之都会，一脏不调，便能泻
利。故三阴下利，仲景各为立方以主之。太阴有理中、四
逆，厥阴有乌梅、白头翁，少阴有桃花、真武、猪苓、猪
肤、四逆汤散、白通、通脉等剂。可谓曲尽病情，诸法备
矣。然只为一脏立法，若三脏相关，久留不痊，如子后作
泻一证，犹末之及也。夫鸡鸣至平旦，天之阴，阴中之阳
也。因阳气当至而不至，虚邪得以留而不去，故作泻于黎
明。其由有四：一为脾虚不能制水，一为肾虚不能行水，
故二神丸君补骨脂之辛燥，补肾以行水，佐肉果之辛温，补
脾以制水，丸以姜、枣，又辛甘发生清阳也；一为命门火衰
不能生土，一为少阳气虚无以发陈，故五味子散君五味子之
酸温，以收坎宫耗散之火，使少火生气以培土也，佐吴茱萸
之辛温，以顺肝木欲散之势，为水气开滋生之路，以奉春生
也。此四者，病因虽异，而见证则同，皆水亢为害。二神
丸是承制之剂，五味子散是化生之剂也。二方理不同而用

则同，故可互用以助救，亦可合用以建功。合为四神丸是制生之剂也，制则生化，久泻自瘳矣。称曰四神，比理中、八味二丸较速欤。"(《医宗金鉴·删补名医方论二》)

下 篇

合方临床应用

第一章

内科病证

第一节 外感病证

一、感冒

暑湿证

[症　　状] 身热，微恶风，汗少，肢体酸重或疼痛，头昏重胀痛，咳嗽
痰黏，鼻流浊涕，心烦，口渴，或口中黏腻，渴不多饮，胸
闷，泛恶，小便短赤，舌苔薄黄而腻，脉濡数。

[病　　机] 夏季感冒，暑多夹湿，热灼津伤。

[治　　法] 清暑利湿解表。

[合　　方] 新加香薷饮合六一散。

二、痢疾

1. 湿热痢

[症　　状] 腹痛，里急后重，下利赤白相杂，肛门灼热，小便短赤，苔

腻微黄，脉滑数。

[病　　机]　湿热壅滞，阻遏气机。

[治　　法]　清热解毒，调气行血。

[合　　方]　芍药汤合香连丸。

　　　　　　本病多夹食滞，如痢下不爽，腹痛拒按，苔腻脉滑者，湿偏重者可用芍药汤合木香槟榔丸；热偏重，可用芍药汤合枳实导滞丸，以行气导滞，破积泄热。

2. 疫毒痢

[症　　状]　发病急骤，痢下鲜紫脓血，腹痛剧烈，里急后重较湿热痢为甚，或壮热口渴，头痛烦躁，甚则神昏痉厥，舌质红绛，苔黄燥，脉象弦细。

[病　　机]　疫毒之邪深入心营，蒙蔽清窍。

[治　　法]　清热凉血解毒，开窍镇痉。

[合　　方]　白头翁汤合神犀丹或紫雪丹。

3. 寒湿痢

[症　　状]　痢下赤白黏冻，白多赤少，或纯为白冻，伴有腹痛，里急后重，饮食乏味，胃脘饱闷，头身重困，舌质淡，苔白腻，脉濡缓。

[病　　机]　寒湿之邪留着肠中，气机阻滞，脾运失司。

[治　　法]　温化寒湿。

[合　　方]　胃苓汤（平胃散合五苓散）。

第二节 肺系病证

一、咳嗽

肝火犯肺

[症　状] 上气咳逆阵作，咳时面赤，咽干，常感痰滞咽喉，咯之难
出，量少质黏，或痰如絮条，胸胁胀满，咳时引痛，口干
苦，症状可随情绪波动增减。舌苔薄黄少津，脉弦数。

[病　机] 肝气郁结化火，上逆犯肺，肺失宣降。

[治　法] 清肺平肝，顺气降火。

[合　方] 加减泻白散合黛蛤散。

二、喘证

1.痰浊阻肺

[症　状] 喘而胸满闷窒，甚则胸盈仰息，咳嗽痰多黏腻色白，咯吐不
利，兼有呕恶、纳呆，口黏不渴，苔厚腻、色白，脉滑。

[病　机] 中阳不运，积湿成痰，痰浊壅肺，肺气失降。

[治　法] 化痰降气平喘。

[合　方] 二陈汤合三子养亲汤。

2.肺虚

[症　状] 喘促短气，气怯声低，喉有鼾声，咳声低弱，痰吐稀薄，自
汗畏风，或咳呛，痰少质黏，烦热口干，咽喉不利，面潮
红，舌质淡红或舌红苔剥，脉弱或细数。

[病　　机]　肺气阴两虚，虚火上炎。

[治　　法]　补肺益气养阴。

[合　　方]　生脉散合补肺汤。

三、肺胀

阳虚水泛

[症　　状]　面浮，下肢肿，甚则一身悉肿，腹部胀满有水，心悸，喘咳，咯痰清稀，脘痞，纳差，尿少，怕冷，面唇青紫，苔白滑，舌胖质暗，脉沉细。

[病　　机]　肺脾肾阳气衰微，气不化水，水邪泛滥。

[治　　法]　温肾健脾，化饮利水。

[合　　方]　真武汤合五苓散。

四、肺痨

1. 阴虚火旺

[症　　状]　咳呛气急，痰少质黏，或吐稠黄多量之痰，时时咯血，血色鲜红，午后潮热、骨蒸，五心烦热，颧红，盗汗量多，口渴，心烦，失眠，性急善怒，胸胁掣痛，男子可见遗精，女子月经不调，形体日渐消瘦，舌质红绛而干，苔薄黄或剥，脉细数。

[病　　机]　肺病及肾，肺肾阴伤，虚火内灼。

[治　　法]　滋阴降火。

[合　　方]　百合固金汤合秦艽鳖甲散。

五、肺痈

成痈期

[症　　状]　身热转甚，时时振寒，继则壮热，汗出烦躁，咳嗽气急，胸满作痛，转侧不利，咯脓浊痰，腥臭味严重，口干咽燥，苔黄腻，脉滑数。

[病　　机]　邪热从表入里，热毒痰浊瘀结成痈。

[治　　法]　清肺解毒，化瘀消痈。

[合　　方]　《千金》苇茎汤合犀黄丸。

第三节　脾胃病证

一、胃痛

1. 寒邪客胃

[症　　状]　胃痛暴作，恶寒喜暖，脘腹得温则痛减，遇寒则痛增，口和不渴，喜热饮，兼形寒身热，苔薄白，脉弦紧。

[病　　机]　寒邪内客于胃，兼见风寒之邪外束。

[治　　法]　散寒止痛。

[合　　方]　良附丸合香苏散。

2. 饮食停滞

[症　　状]　胃痛急剧而拒按，脘腹胀满，嗳腐吞酸，或吐不消化食物，吐食或矢气后痛减，便秘，苔黄燥，脉滑数。

[病　　机]　饮食停滞，化热成燥，腑气不通。

[治　　法]　消食导滞，泄热解燥，通腑荡积。

[合　　方]　保和丸合大承气汤。

3.瘀血阻滞

[症　　状]　胃脘疼痛，痛有定处而拒按，或痛有针刺感，食后痛甚，或见吐血黑便，舌质紫暗，脉涩。

[病　　机]　气滞日久，血瘀内停，瘀停胃腑。

[治　　法]　活血化瘀。

[合　　方]　失笑散合丹参饮。

4.胃阴亏虚

[症　　状]　胃痛隐隐，口燥咽干，大便干结，舌红少津，脉细数。

[病　　机]　胃痛日久，郁热伤阴，胃失濡养。

[治　　法]　养阴益胃。

[合　　方]　一贯煎合芍药甘草汤。

二、呕吐

1.痰饮内阻

[症　　状]　呕吐多为清水痰涎，脘闷不食，头眩心悸，苔白腻，脉滑。

[病　　机]　脾不运化，痰饮内停，胃气不降。

[治　　法]　温化痰饮，和胃降逆。

[合　　方]　小半夏汤合苓桂术甘汤。

2.肝气犯胃

[症　　状]　呕吐吞酸，嗳气频繁，胸胁闷痛，舌边红，苔薄腻，脉弦。

[病　　机]　肝气不舒，横逆犯胃，胃失和降。

[治　　法]　疏肝和胃，降逆止呕。

[合　　方]　半夏厚朴汤合左金丸。

三、呃逆

1. 胃火上逆

[症　　状]　呃声洪亮，冲逆而出，口臭烦渴，喜冷饮，脘腹痞满，小便
短赤，大便秘结，舌苔黄，脉滑数。

[病　　机]　胃肠蕴积实热，胃火上冲，腑气不畅。

[治　　法]　清降泄热，通腑止呃。

[合　　方]　竹叶石膏汤合小承气汤。

2. 气机郁滞

[症　　状]　呃逆连声，常因情志不畅而诱发或加重，伴有胸闷，纳减，
脘胁胀闷，肠鸣矢气，兼头目昏眩，或时有恶心，舌苔薄
腻，脉弦滑。

[病　　机]　肝气上乘肺胃，痰阻气逆。

[治　　法]　顺气降逆，化痰和胃。

[合　　方]　五磨饮子合二陈汤、旋覆代赭汤。

3. 脾肾阳虚

[症　　状]　呃逆不止，呃声低弱无力，气不得续，面色苍白，手足不
温，食少困倦，或心下痞硬，舌淡苔白，脉沉细弱。

[病　　机]　脾胃虚弱，虚火上逆，上冲不止。

[治　　法]　温补脾胃，重镇和中降逆。

[合　　方] 理中丸合旋覆代赭汤。

4. 胃阴不足

[症　　状] 呃声急促而不连续，口干舌燥，烦躁不安，或不思饮食，舌
　　　　　　质红而干或有裂纹，脉细数。

[病　　机] 气阴两虚，胃失濡润，难以和降。

[治　　法] 生津养胃，和中止呃。

[合　　方] 益胃汤合橘皮竹茹汤。

四、泄泻

1. 湿热（暑湿）

[症　　状] 泄泻腹痛，泻下急迫，或泻而不爽，粪色黄褐而臭，肛门灼
　　　　　　热，烦热口渴或渴不欲饮，胸腹满闷，小便短赤，舌苔黄
　　　　　　腻，脉濡数或濡缓。

[病　　机] 湿热之邪或夏令暑湿伤及肠胃，以湿邪为重，传化失常。

[治　　法] 清热利湿，燥湿宽中。

[合　　方] 葛根芩连汤合平胃散。

2. 肾阳虚衰

[症　　状] 泄泻多在黎明之前，腹部作痛，肠鸣即泻，泻后则安，或久
　　　　　　泻不止，形寒肢冷，腰膝酸软，舌淡苔白，脉沉细。

[病　　机] 久泻不止，肾阳虚衰，不能温养脾胃，中气下陷。

[治　　法] 温肾健脾，固涩止泻。

[合　　方] 四神丸合桃花汤。

五、腹痛

寒邪内阻

[症　状]　腹痛急暴，得温痛减，遇冷更甚，口和不渴，小便清利，大便自可或溏薄，舌苔白腻，脉象沉紧。

[病　机]　寒邪内侵，阳气不运。

[治　法]　温中散寒。

[合　方]　良附丸合正气天香散。

六、霍乱

寒邪轻证

[症　状]　暴起呕吐下利，初起时所下带有稀粪，继则下利清稀，或如米泔水，不甚臭秽，腹痛或不痛，胸膈痞闷，舌苔白腻，脉象濡数。

[病　机]　寒湿秽浊之气壅滞中焦，阳气受遏，清浊不分，升降悖逆。

[治　法]　温中散寒，燥湿化浊。

[合　方]　藿香正气散合纯阳正气丸。

第四节　肾系病证

一、腰痛

寒湿腰痛

[症　状]　腰部冷痛重着，转侧不利。或腰痛左右不定，牵引两足，

或连肩背，或关节游走疼痛，静卧痛不减，遇阴雨天则加重，苔白腻，脉沉而迟缓。

[病　　机] 风寒湿邪侵袭腰部，痹阻经络。

[治　　法] 散寒除湿祛风，补益肝肾通络。

[合　　方] 甘姜苓术汤合独活寄生汤。

二、淋证

1. 热淋

[症　　状] 小便短数，灼热刺痛，溺色黄赤，小腹拘急胀痛，伴有寒热，口苦呕恶，或腰痛拒按，或大便秘结，苔黄腻，脉濡数。

[病　　机] 湿热蕴结下焦，膀胱气化失司，兼邪郁少阳。

[治　　法] 清热利湿通淋，兼和解少阳。

[合　　方] 八正散合小柴胡汤。

2. 石淋

[症　　状] 尿中时夹砂石，小便艰涩，或排尿时突然中断，尿道窘迫疼痛，少腹拘急，或腰部绞痛难忍，尿中带血，舌红，苔薄黄，脉弦或带数。若病久砂石不去，可伴见面色少华，精神萎顿，少气乏力，舌淡边有齿痕，脉细而弱。或腰腹隐痛，手足心热，舌红少苔，脉细带数。

[病　　机] 石淋日久，气血虚亏，湿热内存，虚实夹杂。

[治　　法] 清热利湿，通淋排石，益气滋阴补血。

[合　　方] 石淋日久，气血亏虚者，宜二神散合八珍汤。
阴液耗伤者，宜六味地黄丸合石苇散。

3. 血淋

[症　　状] 小便热涩刺痛，尿色深红，或夹有血块，疼痛满急加剧，或
见心烦，苔黄，脉滑数。

[病　　机] 湿热下注膀胱，热盛伤络，迫血妄行，兼见心火亢盛。

[治　　法] 清热通淋，凉血止血。

[合　　方] 小蓟饮子合导赤散。

三、水肿

1. 湿毒浸淫

[症　　状] 眼睑浮肿，延及全身，小便不利，身发疮痍，甚者溃烂，恶
风发热，舌质红，苔薄黄，脉浮数或滑数。

[病　　机] 湿毒内侵，内归脏腑，使脾胃不能运化水湿，使肺不能通调
水道。

[治　　法] 宣肺解毒，利湿消肿。

[合　　方] 麻黄连翘赤小豆汤合五味消毒饮。

2. 水湿浸渍

[症　　状] 全身水肿，按之没指，小便短少，身体困重，胸闷，纳呆，
泛恶，苔白腻，脉沉缓。起病缓慢，病程较长。

[病　　机] 脾为湿困，阳气不得舒展，膀胱气化失常，三焦决渎失司。

[治　　法] 健脾化湿，通阳利水。

[合　　方] 五皮饮合胃苓汤。

3. 湿热壅盛

[症　　状] 遍身浮肿，皮肤绷急光亮，胸脘痞闷，烦热口渴，小便短

赤，或腹满不减，大便干结，苔黄腻，脉沉数或濡数。

[病　　机]　水湿之邪郁而化热，壅滞三焦，二便失于通利。

[治　　法]　分利攻泻湿热。

[合　　方]　疏凿饮子合己椒苈黄丸。

若肿势严重，兼见气粗喘满，倚息不得卧，脉弦有力者，为水在胸中，上迫于肺，肺气不降，宜泻肺行水，方用五苓散或五皮饮合葶苈大枣泻肺汤。

4. 肾气虚衰

[症　　状]　面浮身肿，腰以下尤甚。按之凹陷不起，心悸，气促，腰部冷痛酸重，尿量减少或增多，四肢厥冷，怯寒神疲，面色灰滞或㿠白，舌质淡胖，苔白，脉沉细或沉迟无力。

[病　　机]　肾气虚衰，阳不化气，水湿下聚。

[治　　法]　温肾助阳，化气行水。

[合　　方]　济生肾气丸合真武汤。

四、癃闭

1. 膀胱湿热

[症　　状]　小便点滴不通，或量极少而短赤灼热，小腹胀满，口苦口黏，或兼心烦，口舌生疮糜烂，或口渴不欲饮，或大便不畅，舌根苔黄腻，舌质红，脉数。

[病　　机]　湿热壅积膀胱，心火亢盛于上。

[治　　法]　清心火，利湿热，通利小便。

[合　　方]　八正散合导赤散。

2. 中气不足

[症　　状]　小腹坠胀，时欲小便而不得出，或量少而不畅，精神疲乏，
　　　　　　食欲不振，气短而语声低微，舌质淡，苔薄，脉细弱。

[病　　机]　中气不足致清气不升、浊阴不降，气化不行，水道不通。

[治　　法]　升清降浊，化气利水。

[合　　方]　补中益气汤合春泽汤。

3. 肾阳衰惫

[症　　状]　小便量少，甚或无尿，呕吐，烦躁，神昏，面色㿠白，神气
　　　　　　怯弱，畏寒，腰膝冷而酸软无力，舌质淡，苔白，脉沉细而
　　　　　　尺弱。

[病　　机]　脾胃虚寒，浊阴上逆。

[治　　法]　温补脾肾，和胃降逆。

[合　　方]　《千金》温脾汤合吴茱萸汤。

第五节　心系病证

一、胸痹

1. 阴寒凝滞

[症　　状]　心痛彻背，背痛彻心，痛剧而无休止，身寒肢冷，喘息不得
　　　　　　卧，舌苔白，脉沉紧。

[病　　机]　阴寒极盛，胸阳被遏，气机受阻。

[治　　法]　芳香温通，散寒止痛。

［合　　方］　乌头赤石脂丸合苏合香丸。

2. 气阴两虚

［症　　状］　胸闷隐隐，时作时止，心悸气短，倦怠懒言，面色少华，头晕目眩，遇劳则甚，舌偏红或有齿印，脉细弱无力，或结代。

［病　　机］　胸痹日久，气阴两虚，气虚无以行血，阴虚脉络不利致血行不畅，气血瘀滞。

［治　　法］　益气养阴，活血通络。

［合　　方］　生脉散合人参养荣汤。

3. 阳气虚衰

［症　　状］　胸闷气短，甚则胸痛彻背，心悸，汗出，畏寒，肢冷，腰酸，乏力，面色苍白，唇甲淡白或青紫，舌淡白或紫暗，脉沉细或沉微欲绝。

［病　　机］　阳气虚衰，胸阳不运，气机痹阻，血行瘀滞。

［治　　法］　益气温阳，活血通络。

［合　　方］　参附汤合右归饮。

二、狂证

火盛伤阴

［症　　状］　狂病日久，其势渐减且有疲惫之象，多言善惊，时而烦躁，形瘦面红，舌质红，脉细数。

［病　　机］　狂证日久不已，耗气伤阴，虚火上炎，心神失养。

［治　　法］　滋阴降火，安神定志。

[合　　方]　二阴煎合《千金》定志丸。

三、痫证

1. 痰火内盛

[症　　状]　发作时昏仆抽搐吐涎，或有叫吼，平日情绪急躁，心烦失眠，咯痰不爽，口苦而干，便秘，舌红苔黄腻，脉弦滑数。

[病　　机]　肝火偏旺，火动生风，肝风夹痰，阻塞心窍。

[治　　法]　清肝泻火，化痰开窍。

[合　　方]　龙胆泻肝汤合涤痰汤。

2. 心肾亏虚

[症　　状]　癫痫发作日久，神志恍惚，健忘，心悸，头晕目眩，腰膝酸软，神疲乏力，恐惧，抑郁，焦虑。苔薄腻，脉细弱。

[病　　机]　痫证日久不愈，致心血不足，肾气亏虚，神气涣散。

[治　　法]　补益肝肾，养心润燥，健脾化痰。

[合　　方]　大补元煎、六君子汤合甘麦大枣汤。

四、中风

脱证

[症　　状]　突然昏仆，不省人事，目合口张，鼻鼾息微，手撒肢冷，汗多，大小便自遗，肢体软瘫，舌痿，脉细弱或脉微欲绝。

[病　　机]　阴精欲绝，阳气暴脱，心神颓败。

[治　　法]　益气回阳，救阴固脱。

[合　　方]　参附汤合生脉散。

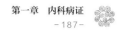
第六节 肝胆病证

一、黄疸

1.湿重于热

[症　　状] 身目俱黄，黄色晦暗，头重身困，胸脘痞满，食欲减退，恶
心呕吐，腹胀，或大便溏垢，舌苔厚腻微黄，脉象弦滑或
濡缓。

[病　　机] 湿遏热壅，湿重于热，浊邪不化。

[治　　法] 利湿化浊，佐以清热。

[合　　方] 茵陈五苓散合甘露消毒丹。

2.急黄

[症　　状] 发病急骤，黄疸迅速加深，其色如金，高热烦渴，胁痛腹
满，神昏谵语，或见衄血、便血，或肌肤出现瘀斑，舌质红
绛，苔黄而燥，脉弦滑或细数。

[病　　机] 湿热夹毒，郁而化火，内陷心营。

[治　　法] 清热解毒，凉营开窍。

[合　　方] 犀角散合安宫牛黄丸。

二、鼓胀

1.湿热蕴结

[症　　状] 腹大坚满，脘腹撑急，烦热口苦，渴不欲饮，小便赤涩，大
便秘结或溏垢，舌边尖红，苔黄腻或兼灰黑，脉象弦数，或

有面目皮肤发黄。

[病　　机] 湿热互结，水邪停聚，气化不利。

[治　　法] 清热利湿，攻下逐水。

[合　　方] 中满分消丸合茵陈蒿汤。

2. 脾肾阳虚

[症　　状] 腹大胀满不舒，朝宽暮急，面色苍黄或呈㿠白，脘闷纳呆，神倦怯寒，肢冷或下肢浮肿，小便短少不利，舌质胖淡紫，脉沉弦无力。

[病　　机] 脾肾阳气不足，气化不利。

[治　　法] 温补脾肾，化气行水。

[合　　方] 附子理中丸合五苓散、《济生》肾气丸。

3. 肝肾阴虚

[症　　状] 腹大胀满，或见青筋暴露，面色晦滞，唇紫，口燥，心烦，失眠，牙宣出血，鼻时衄血，小便短少，舌质红绛少津，脉弦细数。

[病　　机] 肝肾阴虚，水液停聚，血瘀不行。

[治　　法] 滋养肝肾，凉血化瘀。

[合　　方] 六味地黄丸或一贯煎合膈下逐瘀汤。

第七节　气血津液病证

一、郁证

气郁化火

[症　　状]　性情急躁易怒，胸闷胁胀，嘈杂吞酸，口干而苦，大便秘结，或头痛、目赤、耳鸣，舌质红，苔黄，脉弦数。

[病　　机]　气郁化火，肝火犯胃。

[治　　法]　清肝泻火，解郁和胃。

[合　　方]　丹栀逍遥散合左金丸。

二、血证

1.胃火炽盛

[症　　状]　齿衄，血色鲜红，齿龈红肿疼痛，头痛，口臭，舌红苔黄，脉洪数。

[病　　机]　胃火炽盛，循经上蒸，络损血溢。

[治　　法]　清胃泻火，凉血止血。

[合　　方]　加味清骨散合泻心汤。

2.阴虚火旺

[症　　状]　齿衄，血色淡红，常因受热及烦劳而诱发，齿摇不坚，舌红苔少，脉细数。

[病　　机]　肝肾阴亏，相火上浮，热迫血溢。

[治　　法]　滋阴降火，凉血止血。

[合　　方]　滋水清肝饮合茜根散。

3. 肝火犯肺

[症　　状]　咳嗽阵作，痰中带血或纯血鲜红，胸胁胀满，烦躁易怒，口
　　　　　　苦，舌质红，苔薄黄，脉弦数。

[病　　机]　肝火上逆犯肺，肺络受损。

[治　　法]　清肝泻肺，凉血止血。

[合　　方]　泻白散合黛蛤散。

4. 胃热壅滞

[症　　状]　脘腹胀满，甚则作痛，吐血色红或紫暗，常夹有食物残渣，
　　　　　　口臭，便秘或大便色黑，舌红，苔黄腻，脉滑数。

[病　　机]　胃中积热，伤及胃络，络损血溢。

[治　　法]　清胃泻火，化瘀止血。

[合　　方]　泻心汤合十灰散。

5. 脾胃虚寒

[症　　状]　吐血缠绵不止，时轻时重，血色暗淡，神疲乏力，肢冷，畏
　　　　　　寒，便溏，舌质淡白，脉沉细。

[病　　机]　气损及阳，脾胃虚寒，气不摄血，血溢于外。

[治　　法]　温补脾气，温经止血。

[合　　方]　柏叶汤合理中丸。

6. 血热妄行

[症　　状]　皮肤出现青紫斑点或斑块，或伴有鼻衄、齿衄、便血、尿
　　　　　　血，或有发热、口渴、便秘，舌红苔黄，脉弦数。

[病　　机]　热壅脉络，迫血妄行，血出于肌腠之间。

[治　　法] 清热解毒，凉血止血。

[合　　方] 犀角地黄汤合十灰散。

三、积聚

1.气滞血阻

[症　　状] 积块软而不坚，固着不移，胀痛并见，舌苔薄，脉弦。

[病　　机] 气滞血阻，脉络不和，积而成块。

[治　　法] 理气活血，通络消积。

[合　　方] 金铃子散合失笑散。

2.正虚瘀结

[症　　状] 积块坚硬，疼痛逐渐加剧，面色萎黄或黧黑，消瘦脱形，饮食大减，舌质淡紫，舌光无苔，脉细数或弦细。

[病　　机] 气血耗伤，津液枯竭，血瘀气机不利。

[治　　法] 大补气血，活血化瘀。

[合　　方] 八珍汤合化积丸。

第八节　经络肢体病证

一、痉证

1.热甚发痉

[症　　状] 发热胸闷，口噤龂齿，项背强直，甚至角弓反张，手足挛

急，腹胀便秘，咽干口渴，心烦急躁，神昏谵语，苔黄腻，脉弦数。

[病　　机] 阳明燥热内结，腑气不通，热盛伤津，热扰神明。

[治　　法] 泄热存阴，养阴增液，芳香开窍。

[合　　方] 增液承气汤合安宫牛黄丸或至宝丹。

2.阴血亏虚

[症　　状] 素体阴亏血虚，或在失血、汗、下太过之后，项背强急，四肢抽搐，头目昏眩，自汗，神疲，气短，舌质红，脉弦细。

[病　　机] 气血两虚，筋脉失养，兼卫外不固。

[治　　法] 滋阴养血。

[合　　方] 四物汤合大定风珠。

二、瘿病

肝火旺盛

[症　　状] 颈前轻度或中度肿大，一般柔软、光滑，烦热，容易出汗，性情急躁易怒，眼球突出，手指颤抖，面部烘热，口苦，舌质红，苔薄黄，脉弦数。

[病　　机] 痰气壅结，气郁化火。

[治　　法] 清泄肝火。

[合　　方] 栀子清肝汤合藻药散。

第二章

外科病证

第一节　疮疡

一、烂疔

湿火炽盛

[症　　状] 初起患肢有沉重和紧束感，以后逐渐出现裂样疼痛，疮口周围皮肤呈红色、肿胀发亮，按之陷下，迅速蔓延成片，1~2天后肿胀剧烈，可出现水疱，皮肉溃烂，高热持续。舌红，苔薄白或黄，脉弦数。

[病　　机] 湿热火毒蕴聚肌肤，气血凝滞，热盛肉腐。

[治　　法] 清热解毒利湿。

[合　　方] 黄连解毒汤合三妙丸。

二、委中毒

湿热蕴阻

[症　　状]　腘窝部木硬肿痛，小腿屈曲难伸，全身发热，纳呆。苔黄
腻，脉数。

[病　　机]　湿热蕴阻，经络阻隔，气血凝滞。

[治　　法]　和营祛瘀，清热利湿。

[合　　方]　活血散瘀汤合五神汤。

三、脐痈

湿热火毒

[症　　状]　脐部红肿热痛，全身恶寒发热，纳呆口苦。苔薄黄，脉
滑数。

[病　　机]　心脾湿热，血凝毒滞。

[治　　法]　清火解毒利湿。

[合　　方]　黄连解毒汤合四苓散。

四、臀痈

湿火蕴结

[症　　状]　臀部红肿热痛，或湿烂溃烂，恶寒发热，头痛骨楚，食欲不
振。苔黄或黄腻，脉数。

[病　　机]　湿热火毒蕴结，逆于肉理。

[治　　法]　清热解毒，和营化湿。

[合　　方]　黄连解毒汤合仙方活命饮。

五、发颐

热毒内陷

[症　　状]　颐颌间肿块多平塌散漫，肿势延及面颊和颈项，焮红灼热，疼痛剧烈，汤水难咽，壮热口渴，痰涌气粗，烦躁不安，甚至神昏谵语。舌红绛，苔少而干，脉细数。

[病　　机]　热毒结聚，内陷心营。

[治　　法]　清营解毒，化痰泄热，养阴生津。

[合　　方]　清营汤合安宫牛黄丸加减。

六、丹毒

1. 湿热毒蕴

[症　　状]　发于下肢，除发热等症状外，局部以红赤肿胀，灼热疼痛为主，亦可发生水疱、紫斑，甚至结毒化脓或皮肤坏死。苔黄腻，脉洪数。反复发作，可形成大脚风（象皮腿）。

[病　　机]　湿热火毒搏结，郁阻肌肤。

[治　　法]　清热利湿解毒。

[合　　方]　五神汤合萆薢渗湿汤加减。

2. 胎火蕴毒

[症　　状]　发于新生儿，多见于臀部，局部红肿灼热，可呈游走性，并有壮热烦躁。

[病　　机]　胎热火毒，蕴积肌肤。

[治　　法]　凉血清热解毒。

[合　　方]　犀角地黄汤合黄连解毒汤。

七、内陷

邪盛热极

[症　　状]　疽毒 1~2 候，疮顶平塌，根脚散漫，疮色紫滞，干枯无脓，
灼热剧痛，壮热口渴，烦躁不安，神昏谵语，或胁肋隐痛，
便秘溲赤。舌红绛，苔黄腻或燥，脉洪数或弦数等。

[病　　机]　火毒炽盛，客于营血，内犯脏腑。

[治　　法]　凉血清热解毒，养阴清心开窍。

[合　　方]　清营汤合黄连解毒汤、安宫牛黄丸、紫雪丹加减。

八、瘰疬

1.气滞痰凝

[症　　状]　多见于瘰疬初期，肿块坚实，无明显全身症状。苔黄腻，
脉弦滑。

[病　　机]　肝气郁结，脾失健运，痰湿内生，气滞痰凝，阻于经脉，结
于颈项。

[治　　法]　疏肝理气，化痰散结。

[合　　方]　逍遥散合二陈汤加减。

2.阴虚火旺

[症　　状]　核块逐渐增大，与皮肤粘连，皮色转暗红。午后潮热，夜
间盗汗。舌红少苔，脉细数。

[病　　机]　肺肾阴亏，阴虚火旺，灼津为痰，痰火凝结。

[治　　法]　滋阴降火。

[合　　方]　六味地黄丸合清骨散加减。

九、流痰

1. 阴虚内热

[症　　状] 发病数月后，在原发和继发部位渐渐漫肿，皮色微红，形成脓肿。伴有午后潮热，颧红，夜间盗汗，口燥咽干，食欲减退，或咳嗽痰血。舌红少苔，脉细数。

[病　　机] 阴虚火旺，痰浊凝聚滞留筋骨。

[治　　法] 养阴清热托毒。

[合　　方] 六味地黄丸合清骨散、透脓散加减。

2. 肝肾阴虚

[症　　状] 溃脓后疮口排出稀薄脓液，或夹有败絮状物，形成窦道。若病在四肢关节，患肢肌肉萎缩、畸形。病在颈、胸、腰椎者，则强直不遂，甚或下肢瘫痪不用，二便潴留或失禁。形体消瘦，面色㿠白，畏寒，心悸，失眠，自汗盗汗。舌淡红，苔白，脉细数或虚数。

[病　　机] 肝肾阴虚，正不胜邪。

[治　　法] 补益肝肾。

[合　　方] 左归丸合香贝养营汤加减。

第二节 乳房疾病

一、乳发

火毒炽盛

[症　　状] 发病 2~3 天后皮肤湿烂，继则发黑溃腐，疼痛加甚，壮热口渴，舌红苔黄燥，脉数。

[病　　机] 湿热火毒相互搏结，蕴聚乳房，热盛肉腐。

[治　　法] 泻火解毒。

[合　　方] 犀角地黄汤合黄连解毒汤。

二、乳癖

冲任失调

[症　　状] 乳房肿块，月经前加重，经后缓减，伴有腰酸乏力，神疲倦怠，月经失调，量少色淡，或闭经，舌淡苔白，脉沉细。

[病　　机] 冲任失调，气血瘀滞，结聚乳房。

[治　　法] 调摄冲任。

[合　　方] 二仙汤合四物汤。

三、乳漏

1. 阴虚邪恋

[症　　状] 乳痨溃后成漏，疮口流脓，淋漓不尽，久难收口，脓水清稀，或杂有败絮状物，神疲乏力，潮热盗汗，舌红苔薄黄，脉细数。

[病　　机]　阴虚邪恋，脓毒旁窜，伤及乳络。

[治　　法]　养阴清热。

[合　　方]　六味地黄丸合清骨散。

2. 气血两亏

[症　　状]　乳痈、乳发溃后成漏，疮口迁延日久，时流脓血或乳汁，疮
面肉芽不鲜，面色少华，神疲乏力，舌淡，苔薄，脉濡细。

[病　　机]　气血亏虚，正气不足，溃久难敛成漏。

[治　　法]　益气补血，托里透脓。

[合　　方]　十全大补汤合托里消毒饮。

第三节　瘿

一、气瘿

肝郁肾虚

[症　　状]　颈部肿块皮宽质软，伴有神情呆滞，倦怠畏寒，行动迟缓，
肢冷，性欲下降，舌淡，脉沉细。

[病　　机]　肝郁气滞，脾失健运，湿痰凝聚。

[治　　法]　疏肝补肾，调摄冲任。

[合　　方]　四海疏郁丸合右归饮。

二、肉瘿

1. 气滞痰凝

[症　　状] 颈部两侧肿块不红、不热、不痛，随吞咽上下移动，可有呼吸不畅或吞咽不利，苔黄腻，脉弦滑。

[病　　机] 情志抑郁，肝失调达，痰浊瘀血凝结。

[治　　法] 理气解郁，化痰软坚。

[合　　方] 逍遥散合海藻玉壶汤。

2. 气阴两虚

[症　　状] 颈部肿块柔韧，常伴有性情急躁易怒，怕热，易汗，口苦，心悸，失眠，多梦，手颤，善食，消瘦，月经不调，舌红苔薄，脉弦。

[病　　机] 气阴两虚，湿痰瘀留注经脉，聚而成形。

[治　　法] 益气养阴，软坚散结。

[合　　方] 生脉散合海藻玉壶汤。

三、石瘿

瘀热伤阴

[症　　状] 石瘿晚期，或溃破流血水，或颈部他处发现转移性结块，形倦体瘦，或声音嘶哑，舌紫暗，或见瘀斑，脉沉或涩。

[病　　机] 痰瘀气郁，日久化热，热盛伤津，阴液亏损。

[治　　法] 和营养胃。

[合　　方] 通窍活血汤合养阴清肺汤。

第四节　瘤

一、气瘤

肺气失宣

[症　　状]　发于表浅，根浮，色白。多见面色㿠白，无力倦怠，动则气短，自汗畏寒，痰多清稀等，舌淡，苔薄白，脉虚弱。

[病　　机]　肺气损伤，卫气失固，寒邪相搏，气结为肿。

[治　　法]　宣调肺气，益气固表。

[合　　方]　通气散坚丸合玉屏风散。

二、筋瘤

1. 火旺血燥

[症　　状]　瘤体灼热，常伴五心烦热，口干，舌红苔黄，脉细数。

[病　　机]　肝肾虚亏，火旺血燥，筋脉失养，屈曲交错成瘤。

[治　　法]　清肝泻火，养血疏筋。

[合　　方]　清肝芦荟丸合黄连阿胶汤。

2. 劳倦伤气

[症　　状]　久站久行或劳累时瘤体增大，下坠不适感加重，瘤体皮色暗淡或变化不大，皮温无明显升高，常伴气短乏力，脘腹坠胀，腰酸，舌体胖，舌淡，苔薄白，脉细缓无力。

[病　　机]　气虚血瘀，血壅筋脉，结成筋瘤。

[治　　法]　补中益气，活血疏筋。

[合　　方]　补中益气汤合四物汤。

3.寒湿凝筋

[症　　状]　瘤色紫暗，喜暖，下肢轻度肿胀，常伴形寒肢冷，口淡不
渴，小便清长，舌淡暗，苔白腻，脉弦细。

[病　　机]　寒湿凝结筋脉，筋挛血瘀，结块成瘤。

[治　　法]　暖肝散寒，活血通脉。

[合　　方]　暖肝煎合当归四逆汤。

三、脂瘤

1.痰气凝结

[症　　状]　脂瘤表皮中央有黑点，常伴咽喉如有梅核堵塞，胸膈痞闷，
情志抑郁，急躁易怒，舌淡苔腻，脉滑。

[病　　机]　痰气凝结，郁积皮肤。

[治　　法]　理气化痰散结。

[合　　方]　二陈汤合四七汤。

2.痰湿化热

[症　　状]　瘤体红肿、灼热、疼痛，甚至作脓跳痛，伴发热，恶寒，头
痛，尿黄，舌红，苔薄黄，脉数。

[病　　机]　湿热内蕴，炼液为痰，痰瘀凝结，滞聚不散。

[治　　法]　清热利湿，活血行瘀。

[合　　方]　龙胆泻肝汤合仙方活命饮。

第五节　岩

一、失荣

气虚痰凝

[症　　状]　颈部肿块逐渐增大，微微作痛，皮色紫暗，形体逐日消瘦，舌淡暗或暗红，苔白或黄，脉弦缓或数。

[病　　机]　气虚无力运行津液，凝集为痰，痰瘀脏毒凝结少阳、阳明之络。

[治　　法]　益气养荣，化痰散结。

[合　　方]　补中益气汤合海藻玉壶汤。

二、乳岩

1. 肝郁痰凝

[症　　状]　情志抑郁或性情急躁，胸闷胁胀，或伴有经前乳房作胀或小腹作胀，乳房肿块皮色不变，质硬而边界不清，苔薄，脉弦。

[病　　机]　肝郁气滞，经络阻塞，痰瘀结滞于乳房。

[治　　法]　疏肝解郁，化痰散结。

[合　　方]　神效瓜蒌散合开郁散。

2. 冲任失调

[症　　状]　月经紊乱，素有经前期乳房胀痛。或婚后从未生育，或有多次流产，乳房结块坚硬。舌淡苔薄，脉弦细。

[病　　机]　肝脾气郁，冲任失调，邪毒结于乳络。

［治　　法］ 调摄冲任，理气散结。

［合　　方］ 二仙汤合开郁散。

第六节　皮肤疾病

一、热疮

肺胃热盛

［症　　状］ 群集小疱，灼热刺痒，轻度周身不适，心烦郁闷，大便干，小便黄。舌红，苔黄，脉弦数。

［病　　机］ 风热之毒，阻于肺胃，蕴蒸皮肤。

［治　　法］ 疏风清热。

［合　　方］ 辛夷清肺饮合竹叶石膏汤。

二、粉刺

1. 湿热蕴结

［症　　状］ 皮疹红肿热痛，或有脓疱，口臭，便秘，尿黄。舌红，苔黄腻，脉滑数。

［病　　机］ 肺胃积热，循经上蒸，蕴阻肌肤。

［治　　法］ 清热化湿。

［合　　方］ 枇杷清肺饮合黄连解毒汤。

2. 痰湿凝结

［症　　状］ 皮疹结成囊肿，或有纳呆、便溏。舌淡胖，苔薄，脉滑。

[病　　机]　脾失健运，化湿生痰，痰瘀互结。

[治　　法]　化痰健脾渗湿。

[合　　方]　海藻玉壶汤合参苓白术散。

三、猫眼疮

1. 湿热蕴结

[症　　状]　发病急，皮损鲜红，中心水疱明显。发热，咽痛，口干，关节痛，便干，尿黄。舌红，苔白或微黄，脉弦滑或微数。

[病　　机]　湿热内蕴，毒火炽盛，气血燔灼，蕴结肌肤。

[治　　法]　清热解毒利湿。

[合　　方]　茵陈蒿汤合消风散。

2. 寒湿阻络

[症　　状]　皮疹暗红，遇寒加重，下肢沉重，关节痛，小便清长。舌淡，苔白，脉沉细或缓。

[病　　机]　风寒外袭，营卫不和，寒凝血滞。

[治　　法]　和营祛寒化湿。

[合　　方]　桂枝汤合当归四逆汤。

四、瓜藤缠

1. 湿热瘀阻

[症　　状]　发病急骤，皮下结节，略高出皮面，灼热红肿。伴头痛，咽痛，关节痛，体温增高，口渴，大便干，小便黄。舌微红，苔白或腻，脉滑微数。

[病　　机]　湿热互结，瘀阻经络。

[治　　法]　清热利湿，活血化瘀。

[合　　方]　萆薢渗湿汤合桃红四物汤。

2. 寒湿入络

[症　　状]　皮损暗红，缠绵不愈。伴有关节痛，遇寒加重，肢冷，口
　　　　　　不渴，大便不干。舌淡，苔白或白腻，脉沉缓或迟。

[病　　机]　寒湿客于肌腠，流于经络，气血瘀滞凝结。

[治　　法]　温阳健脾，化湿通络。

[合　　方]　当归四逆汤合三妙丸。

第七节　肛门直肠疾病

一、肛裂

血热肠燥

[症　　状]　大便二三日一行，质干硬，便时肛门疼痛、滴血或手纸染
　　　　　　血，裂口色红，腹部胀痛，小便黄。舌偏红，脉弦数。

[病　　机]　血热肠燥，毒邪内蕴。

[治　　法]　清热润肠通便。

[合　　方]　凉血地黄汤合麻子仁丸。

二、肛痈

阴虚毒恋

[症　　状]　肛门肿痛，皮色暗红，成脓时间长，溃后脓出稀薄，疮口难

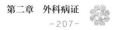

敛，伴有午后潮热，心烦口干，夜间盗汗。舌红苔少，脉
细数。

[病　机] 阴虚邪恋，湿热乘虚下注。

[治　法] 养阴清热解毒。

[合　方] 青蒿鳖甲汤合三妙丸。

第八节　泌尿、男性前阴病

精浊

1. 阴虚火旺

[症　状] 腰膝酸软，头昏眼花，失眠多梦，遗精或血精，阳事易兴，
排尿或大便时尿道有白浊滴出。舌红苔少，脉细数。

[病　机] 肾阴不足，相火妄动。

[治　法] 补肾滋阴，清泄相火。

[合　方] 知柏地黄丸合萆薢分清饮。

2. 肾阳虚损

[症　状] 头昏神疲，腰酸膝冷，阳痿早泄，甚至稍劳后即尿道有白浊
溢出。舌淡胖，苔白，脉沉细。

[病　机] 肾阳虚衰，精关不固。

[治　法] 温肾固精。

[合　方] 金锁固精丸合右归丸。

第三章

妇科病证

第一节　月经病

一、经期延长

1.血瘀

[症　　状]　经来淋沥八九日至十余日始净，量少，色暗有块，小腹疼痛拒按。舌质紫暗或有瘀点，脉弦涩。

[病　　机]　瘀血内停，阻滞胞脉，新血不得归经而妄行。

[治　　法]　活血祛瘀止血。

[合　　方]　桃红四物汤合失笑散。

2.阴虚血热

[症　　状]　月经持续八九日至十余日，量少，色红，质稠。咽干口燥，或有颧红，潮热，或见手心灼热。舌质红少津，苔少或无苔，脉细数。

[病　　机]　阴虚内热，扰及冲任，血海不宁。

[治　　法]　养阴清热止血。

[合　　方]　两地汤合二至丸。

二、经间期出血

肾阴虚

[症　　状]　经间期出血量少，或稍多，色红，无血块，腹不痛，头昏腰
酸，夜寐不熟，便坚，尿黄。舌红，脉细弦略数。

[病　　机]　肾阴亏虚，阳气内动，损伤阴络，冲任不固。

[治　　法]　滋阴止血。

[合　　方]　两地汤合二至丸。

三、闭经

痰湿阻滞

[症　　状]　月经停闭，形体肥胖，胸胁满闷，呕恶痰多，神疲倦怠，或
面浮足肿，或带下量多色白，苔腻，脉滑。

[病　　机]　痰湿阻滞，气血不畅，冲任壅塞。

[治　　法]　豁痰除湿，调气活血通经。

[合　　方]　苍附导痰丸合佛手散。

四、崩漏

1. 肾阴虚

[症　　状]　经乱无期，出血淋沥不尽或量多，色鲜红，质稍稠，头晕耳
鸣，腰膝酸软，或心烦。舌质偏红，苔少，脉细数。

[病　　机]　肾水不足，阴虚血热，冲任失守。

[治　　法]　滋水益阴，止血调经。

[合　　方]　左归丸合二至丸。

2. 血瘀

[症 状] 经血非时而下，时下时止，或淋沥不净，或停闭日久又突然崩中下血，继而淋沥不断，经色紫黑有块，小腹疼痛或胀痛。舌质紫暗，苔薄白，脉涩。

[病 机] 胞宫瘀滞，新血不安。

[治 法] 活血化瘀，止血调经。

[合 方] 四物汤合失笑散。

五、经行泄泻

肾虚

[症 状] 经行或经后，大便泄泻，或天亮前泄泻，腰膝酸软，头昏耳鸣，畏寒肢冷，经色淡，质清稀。舌淡苔白，脉沉迟。

[病 机] 肾阳虚衰，命火不足不能上温脾阳，水湿下注。

[治 法] 温肾扶阳，暖土固肠。

[合 方] 健固汤合四神丸。

六、绝经前后诸证

肾阳虚

[症 状] 面色晦暗，精神萎靡，形寒肢冷，腰膝酸冷，纳呆腹胀，大便溏薄，或经行量多，或崩中暴下，月经色淡或暗，有块，面浮肢肿，夜尿多或尿频失禁，或带下清稀。舌淡，或胖嫩边有齿痕，苔薄白，脉沉细无力。

[病 机] 肾阳虚惫，命门火衰，脾阳失温，脾失健运。

[治 法] 温肾扶阳，佐以温中健脾。

[合 方] 右归丸合理中丸。

七、经行乳房胀痛

胃虚痰滞

[症　　状]　经前或经期乳房胀痛或乳头痒痛，痛甚不可触衣，胸闷痰多，食少纳呆，平素带下量多，色白稠黏，月经量少，色淡。舌淡胖，苔白腻，脉缓或滑。

[病　　机]　胃虚痰盛，气机不畅，壅阻乳络。

[治　　法]　健脾祛痰，活血止痛。

[合　　方]　四物汤合二陈汤。

八、经行情志异常

心血不足

[症　　状]　经前或经期，精神恍惚，心神不宁，无故悲伤，心悸失眠，月经量少色淡。舌淡，苔薄白，脉细。

[病　　机]　心血亏虚，冲任不足，心神失养。

[治　　法]　补血养心，安神定志。

[合　　方]　甘麦大枣汤合养心汤。

第二节　妊娠病

一、异位妊娠

已破损期（休克型）

[症　　状]　突发下腹剧痛，面色苍白，四肢厥逆，或冷汗淋漓，恶心呕吐，血压下降或不稳定，时有烦躁不安，脉微欲绝或细数无

力。并有异位妊娠腹部及妇科检查的体征。

[病　　机] 络伤内崩，阴血暴亡，气随血脱。

[治　　法] 回阳救脱，活血祛瘀。

[合　　方] 参附汤、生脉散合宫外孕Ⅰ号方（丹参、赤芍、桃仁组成）。

二、子肿

气滞

[症　　状] 妊娠三四月后，先由脚肿，渐及于腿，皮色不变，随按随起，头晕胀痛，胸闷胁胀，食少，苔薄腻，脉弦滑。

[病　　机] 气机郁滞，升降失司，清阳不升，浊阴下滞。

[治　　法] 理气行滞，佐以健脾化湿。

[合　　方] 天仙藤散合四苓散。

第三节　妇科杂病

一、不孕症

肾阴虚

[症　　状] 婚久不孕，月经先期，量少，色红无血块，腰酸腿软，头昏眼花，心悸失眠，性情急躁，口干，五心烦热，午后低热。舌质偏红，苔少，脉细数。

[病　　机] 阴血亏虚，阳气偏旺，血海蕴热。

[治　　法] 滋养阴血，调冲益精。

[合　　方] 养精种玉汤合二至丸。

第四章

儿科病证

第一节　肺系病证

一、肺炎咳嗽

1. 风热闭肺

[症　　状]　初起发热，恶风，有汗热不解，口渴引饮，咳嗽痰黏或黄，咽部红赤，舌红，苔薄黄或薄白而干，脉浮数。重症可见高热烦躁，咳嗽剧烈，痰多黏稠，气急鼻扇，涕泪俱无，大便秘结，舌红苔黄，脉数大。

[病　　机]　风热闭肺，肺失宣降。

[治　　法]　辛凉宣肺，止咳化痰。

[合　　方]　银翘散合麻杏石膏汤。

2. 痰热闭肺

[症　　状]　发热较急，气喘，鼻扇，喉间痰鸣，声如拽锯，发热，烦躁不安。重证颜面口唇青紫发绀，两胁扇动，摇身撷肚，舌

淡嫩或带紫色，苔黄腻而厚，脉滑数。

[病　　机] 肺脾不足，痰热闭肺，痰重于热，肺气不降。

[治　　法] 泻肺降气，定喘涤痰。

[合　　方] 葶苈大枣泻肺汤合五虎汤。

3.邪陷厥阴

[症　　状] 壮热，神昏谵语，四肢抽动，口噤，项强，二目上视，舌红，苔黄腻，脉细数。

[病　　机] 邪热炽盛，内陷厥阴，肝风内动，神明失守。

[治　　法] 平肝息风，清心开窍。

[合　　方] 羚角钩藤汤合牛黄清心丸。

二、哮喘

虚实夹杂

[症　　状] 哮喘持续不已，病程较长，面色欠华，常伴发热，咳嗽，喉间有痰，舌淡，苔薄白，或舌红，苔少，脉细弱。

[病　　机] 肺虚邪恋，肾虚失纳，水泛为痰，虚实夹杂。

[治　　法] 祛邪扶正，标本兼顾。

[合　　方] 射干麻黄汤合都气丸。

三、顿咳

痉咳期（中期）

[症　　状] 一般从发病的第2周开始，病程长达2~6周。阵发性痉挛性咳嗽持续，日轻夜重，咳后伴有深吸气样鸡鸣声，吐出痰涎及食物后，痉咳得以暂时缓解，情绪激动或闻刺激气味时

易发作。轻症昼夜痉咳 5~6 次，重症多达 40~50 次，伴有目睛红赤，两胁作痛，舌系带溃疡。舌红，苔薄黄，脉数。小婴儿可伴窒息，抽搐，神昏。

[病　　机]　邪郁化热化火，火热熏肺，炼液为痰，阻塞气道，肺气失肃，气火上逆。

[治　　法]　泻肺清热，解痉镇咳。

[合　　方]　桑白皮汤合葶苈大枣泻肺汤。

第二节　脾胃病证

一、泄泻

1. 伤食泻

[症　　状]　大便稀烂夹有奶瓣或食物残渣，1 日 3~5 次或 7~8 次，便前腹痛，吵闹，不思乳食，腹胀拒按，嗳气或呕吐，大便气味酸臭，夜寐欠安，舌淡红，苔黄腻或黄垢。

[病　　机]　乳食不节，损伤脾胃，健运失常，食积中焦，气机不利，浊气上逆。

[治　　法]　消食化滞，运脾止泻。

[合　　方]　消乳丸合大安丸。

2. 脾肾阳虚泻

[症　　状]　久泻不愈，大便清稀，或完谷不化，1 日 3~5 次或更多，或伴脱肛，形寒，肢冷，面色㿠白，精神萎靡，睡时露睛，舌

淡苔白，脉沉细。

[病　　机]　久泻不止，脾肾阳虚，命火不足，不能温煦脾土。

[治　　法]　健脾温肾，固涩止泻。

[合　　方]　附子理中汤合四神丸。

第三节　心脑病证

一、急惊风

温邪内闭

[症　　状]　有原发温热疾病史。症见高热不退，烦躁口渴，突然肢体
　　　　　　抽搐，两目上窜，神志昏迷，面色发青，甚则肢冷，舌红，
　　　　　　苔黄腻，脉数。

[病　　机]　温热时邪，内陷心肝。

[治　　法]　平肝息风，清心开窍。

[合　　方]　羚角钩藤汤合紫血丹。

二、儿童多动症

心脾不足

[症　　状]　神思涣散，注意力不能集中，神疲乏力，形体消瘦或虚胖，
　　　　　　多动而不暴躁，言语冒失。做事有头无尾，睡眠不熟，记
　　　　　　忆力差，伴自汗盗汗，偏食纳少，面色乏华，舌淡嫩，苔少
　　　　　　或薄白，脉虚弱。

[病　　机]　心脾两虚，神志不宁。

[治　　法]　养心健脾，益气安神。

[合　　方]　归脾汤合甘麦大枣汤。

三、解颅

肾虚肝旺

[症　　状]　颅缝裂开，前囟宽大，头额青筋暴露，眼珠下垂如落日状，
目无神采，神烦不安，手足心热，筋惕肉瞤，时或瘛疭，口
干，舌红，苔薄白或腻。

[病　　机]　肾虚肝旺，火腾髓热。

[治　　法]　益肾平肝。

[合　　方]　知柏地黄丸合三甲复脉汤。

2.脾虚水泛

[症　　状]　头颅增大，颅缝开解不合，头皮光亮，叩之呈破壶音，目珠
下垂如落日状，目无神采，面色㿠白或萎黄，形体消瘦，食
欲不振，大便稀溏，小便少，舌淡，苔白。

[病　　机]　脾肾两虚，水湿内生，痰湿阻于脑络。

[治　　法]　补脾利水。

[合　　方]　附子理中汤合五苓散。

四、五迟、五软

心脾两亏

[症　　状]　语言迟钝，智力低下，四肢萎软，口角流涎，咀嚼吮吸无

力，头发生长迟缓，肌肉松弛，纳食欠佳，舌淡红，苔少，脉细。

[病　　机] 心脾两亏，气血精微摄取不足，神明失养。

[治　　法] 健脾养心。

[合　　方] 调元散合菖蒲丸。

五、病毒性心肌炎

1. 痰瘀互阻

[症　　状] 胸闷气短，心悸，头晕，胸痛叹息，时欲呕恶，咳嗽痰多，甚至咳喘不能平卧，舌微紫，苔白腻，脉滑或结代。

[病　　机] 痰瘀互结，阻滞心络。

[治　　法] 化痰泄浊，活血化瘀。

[合　　方] 瓜蒌薤白半夏汤合失笑散。

2. 气阴两虚

[症　　状] 心悸不宁，活动后尤甚，少气懒言，神疲倦怠，头晕目眩，烦热口渴，夜寐不安，舌光红，脉细数或结代。

[病　　机] 气阴两虚，心神失养。

[治　　法] 益气养阴。

[合　　方] 炙甘草汤合生脉散。

第四节　肾系病证

一、小儿水肿

1. 湿热内侵

[症　　状]　面目浮肿，尿黄赤，或有血尿，或伴发热，皮肤有脓疮，苔白腻或黄腻，脉滑数。

[病　　机]　湿热浸淫，流注三焦，水道通调失职，水湿泛溢肌肤。

[治　　法]　清热解毒，淡渗利湿。

[合　　方]　五味消毒饮合五皮饮。

2. 水饮上凌心肺

[症　　状]　肢体浮肿，尿少或尿闭，咳嗽，气急，心悸，胸闷，烦躁夜间尤甚，喘息不得平卧，口唇青紫，指甲发绀，苔白或白腻，脉细数无力。

[病　　机]　水气上逆，射肺凌心，肺失宣降，心失所养。

[治　　法]　泻肺逐水，温阳扶正。

[合　　方]　己椒苈黄丸合参附汤。

3. 邪陷心肝

[症　　状]　头痛，眩晕，视物模糊，烦躁，甚则抽搐，昏迷，舌红，苔黄燥，脉弦。

[病　　机]　湿热毒邪郁于肝经，耗损肝阴，肝气横逆，肝阳上亢。

[治　　法]　平肝潜阳，泻火泄热。

[合　　方]　龙胆泻肝汤合羚角钩藤汤。

4. 水毒内闭

[症　　状]　全身浮肿，尿少或尿闭，头晕，头痛，恶心呕吐，口中气
秽，腹胀甚或昏迷，苔腻，脉弦。

[病　　机]　水毒内闭，浊邪壅塞三焦，气机升降失常，中焦格拒。

[治　　法]　辛开苦降，辟秽解毒。

[合　　方]　温胆汤合附子泻心汤。

二、遗尿

1. 肾气不固

[症　　状]　睡中经常遗尿，甚者一夜数次，尿清而长，熟睡不易唤醒，
醒后方觉，神疲乏力，面㿠肢冷，腰腿酸软，记忆力减退或
智力较差，小便清长，舌淡苔少，脉细。

[病　　机]　肾气虚弱，膀胱失约。

[治　　法]　温补脾肾，固涩小便。

[合　　方]　桑螵蛸散合巩堤丸。

2. 肺脾气虚

[症　　状]　睡中遗尿，常自汗出，面色萎黄，少气懒言，食欲不振，大
便溏薄，舌淡，苔薄白，脉细。

[病　　机]　肺脾气虚，中气下陷，膀胱失约。

[治　　法]　益气健脾，固涩小便。

[合　　方]　补中益气汤合缩泉丸。

第五节　其他病证

一、汗证

表虚不固

[症　　状]　全身自汗或盗汗，动则益甚，面色少华，肢体欠温，少气乏力，食欲不振，平时容易感冒。舌淡，苔少，脉细弱。

[病　　机]　气虚不足，卫表不固，津液不藏。

[治　　法]　益气固表。

[合　　方]　玉屏风散合牡蛎散。

二、小儿麻痹症

1. 邪郁肺胃

[症　　状]　发热，咳嗽，咽痛，全身不适或肢体疼痛，头痛，呕吐或腹泻，伴神倦，嗜睡，舌红，苔薄白或白腻。

[病　　机]　风热暑疫之邪郁于肺胃，肺失清肃，胃失和降。

[治　　法]　祛风解表，清热利湿。

[合　　方]　甘露消毒丹合葛根芩连汤。

2. 邪注经络

[症　　状]　发热，嗜睡，一侧或两侧肢体疼痛，或伴有颈项背部疼痛，转侧不利，烦躁哭闹，拒抚抱，甚则呼吸不利，痰鸣气弱，昏迷抽痉，面色青灰，舌红，苔黄腻。

[病　　机]　湿热邪毒内伏阳明，流注经络，经脉痹阻，气血瘀滞。

[治　　法]　清热化湿，疏通经络。

[合　　方]　四妙散合三仁汤。

三、小儿暑温

1. 邪在营血

[症　　状]　发热抽搐，昏迷，热势起伏，朝轻暮重，尤以夜间为甚，经常二目上视，瞳孔反应不灵敏，牙关紧闭，颈项强直，四肢抽动或角弓反张，深度昏迷，二便失禁。或有衄血，便血，及呕吐咖啡样液体，舌红绛且干或光滑如镜，舌体卷缩僵硬，苔剥脱，脉沉伏或细数。

[病　　机]　暑邪深入血分，损伤真阴，耗血动血。

[治　　法]　凉血清心，增液潜阳。

[合　　方]　增液汤合犀角地黄汤。

2. 内闭外脱

[症　　状]　高热、昏迷、抽搐猖獗之际，突然面色灰白发绀，大汗淋漓，四肢厥冷，口唇灰暗，呼吸微弱，脉沉细或沉伏欲绝，舌绛。

[治　　法]　开闭固脱。

[病　　机]　邪热深陷，正不敌邪，内闭外脱。

[合　　方]　独参汤合至宝丹。

第五章

合方应用经验举隅

第一节　桂枝汤类合方治疗杂病

桂枝汤为中医群方之祖，伤寒诸方之魁，其效调和营卫，解肌发汗。正如成无己《注解伤寒论》中所说："《内经》曰：辛甘发散为阳，桂枝汤，辛甘之剂也，所以散风邪。《内经》曰：风淫所胜，平以辛，佐以苦甘，以甘缓之，以酸收之，以桂枝为主，芍药甘草为佐也。《内经》曰：风淫于内，以甘缓之，以辛散之，是以生姜大枣为使也。"清代医家徐忠可在《金匮要略论注》中所说："桂枝汤，外证得之，解肌和营卫；内证得之，化气调阴阳。"桂枝汤合二仙汤、泻白散、六味地黄丸、生脉饮、半夏厚朴汤可治疗临床多科杂证。现将6例辨证诊治经验报告如下。

哮喘——桂枝汤合二仙汤加减

陈某，男，34岁，2012年8月9日初诊。以哮喘反复发作10余年，近期加重1周，西药治疗不能有效控制就诊。患者诉胸闷胀满，咳喘，夜间难以平卧，咳嗽有痰，喉中痰鸣，心烦，恶寒，自汗，手足凉，大便溏。患者形态肥胖，舌红，苔淡白，脉细数。辨证属肾虚哮喘，治以补肾纳气，用桂枝汤合二仙汤合方：

桂枝 12g，炒白芍 12g，桃仁 10g，杏仁 10g，清半夏 8g，桔梗 10g，茯苓 15g，甘草 10g，淫羊藿 10g，巴戟天 10g，当归 10g，黄柏 10g，黄芩 10g，桑白皮 10g，知母 10g，五味子 6g，干姜 9g，生姜 3 片，红枣 5 枚。

10 剂，水煎服，每日 1 剂。

二诊：口服上方 7 剂，咳喘减轻，能平卧安睡，汗出，恶寒减轻，喉中痰鸣明显减轻，大便已成形，改原方为桂枝 10g，清半夏 9g，口服 14 剂后，哮喘完全控制。

过敏性鼻炎——桂枝汤合泻白散加减

曹某，女，14 岁，2013 年 5 月 3 日初诊。患者晨起喷嚏频繁发作 2 年，以喷嚏、流清涕、鼻干为主要症状，每年春、秋、冬季节遇粉尘、寒冷空气刺激后加重，经多方治疗效果不明显。患者手足发凉，食欲欠佳，头痛，口干，舌质红，舌苔白腻，脉细。辨证属营卫不和，邪热郁肺，治以清肺热、调和营卫。用桂枝汤合泻白散合方：

桂枝 10g，白芍 10g，甘草 10g，黄芩 10g，桑白皮 10g，地骨皮 10g，荆芥 10g，防风 6g，桔梗 10g，白芷 10g，辛夷 10g，苍耳子 10g，蝉蜕 6g，僵蚕 6g，生黄芪 15g，鸡内金 10g。

10 剂，水煎服，每日 1 剂。

二诊：喷嚏明显减少，清涕减少，食欲增加，鼻干、口干减轻，舌质淡白。原方去黄芩 10g，再口服 15 剂，水煎服，每日 1 剂。

三诊：患者喷嚏、清涕明显减少，原方再口服 15 剂，每日 1 剂。随访至今，未见复发。

斑秃——桂枝汤合六味地黄丸加减

王某，男，32 岁，体育教师，2012 年 5 月 11 日初诊。斑秃 10 余天，自觉腰酸，腹部发凉，运动后加重，梦多、便稀，自述近期由于家庭装修劳累，工作压力大。查头后部有一处斑秃，直径约 2cm，舌淡红，苔白腻，脉浮弦。辨证属肾虚、血虚，治以补肾养血生发。用桂枝汤合六味地黄丸合方：

桂枝 10g，炒白芍 10g，当归 10g，甘草 10g，怀牛膝 15g，川断 10g，熟地黄 15g，山茱萸 10g，山药 10g，茯苓 15g，牡丹皮 10g，白术 10g，制首乌 15g，黑芝麻 15g，炒薏苡仁 30g，夜交藤 30g，生姜 3 片，红枣 5 枚。

服药 14 剂，水煎服，每日 1 剂。

二诊：梦多消失，腰酸减轻，头上的斑秃处长出白绒毛，腹部发凉减轻，原方 14 剂，水煎服，每日 1 剂。

三诊：无腰酸，腹部无凉感。大便正常，头上斑秃处长满白绒毛，舌红，苔薄白，脉弦。方中熟地黄 15g 改为生地黄 12g，去炒薏苡仁 30g，14 剂，水煎服，每日 1 剂。

四诊：绒毛变黑，将水煎剂改水丸，口服 3 月后长出毛发。

腰椎间盘突出——桂枝汤合六味地黄丸加减

朱某，女，43 岁，2012 年 3 月 11 日初诊。腰痛，腰背部发凉、发沉，左小腿凉，小腹凉，便溏，经前小腹疼痛，月经有血块，颜色发黑 3 年余。拍 CT 诊断为：腰椎间盘突出。舌淡白，苔白腻，舌中部有花生粒大小的剥脱苔，脉沉滑。辨证脾肾阳虚，治以温补脾肾。用桂枝汤合六味地黄丸合方：

桂枝 10g，炒白芍 12g，甘草 10g，川断 10g，怀牛膝 15g，熟地黄 15g，山茱萸 10g，山药 10g，茯苓 15g，牡丹皮 10g，白术 10g，泽泻 10g，炒薏苡仁 30g，威灵仙 30g，透骨草 30g，生姜 3 片，红枣 5 枚。

服药 14 剂，水煎服，每日 1 剂。

二诊：腰背、腹、腿冷凉消失，腰痛好转。方中熟地黄改为生地黄 12g，再服 14 剂，水煎服，每日 1 剂。

三诊：腰痛痊愈，舌中部有舌苔长出，形成薄白苔，大便成形，月经颜色经量正常，未发生经前腹痛，继续服用原方。60 天后症状消失，将水煎剂改水丸口服二月巩固疗效。

心律失常——桂枝汤合生脉饮加减

夏某，女，37 岁，2013 年 5 月 11 日初诊。患者自诉 1 月前出现乏力，休息后症状无缓解，逐渐出现乏力、心悸、气短、头晕、失眠、多梦等症状。在当地卫生院给予丹红、黄芪注射液静脉点滴等治疗后效果不明显，遂来我院就诊。患者精神疲倦，面色苍白，四肢不温，口唇紫，舌淡胖嫩苔白，舌尖有瘀点，脉沉细。辨证属心血虚，阳气不足，治以补养心气，温通心阳。用桂枝汤合生脉饮合方：

桂枝 12g，炒白芍 10g，党参 10g，麦冬 10g，五味子 8g，生黄芪 30g，白术 10g，丹参 30g，葛根 15g，水蛭 5g，生龙骨、生牡蛎各 15g（先煎），当归 10g，川芎 10g，夜交藤 30g，柏子仁 10g，甘草 10g，白酒 5mL，生姜 3 片，大枣 5 枚。

7 剂，水煎服，每日 1 剂。

二诊：患者自觉心悸气短减轻，失眠、多梦好转，食欲增加，舌淡稍胖，苔白，舌尖有瘀点，脉沉缓。将原方中生黄芪改为 15g，桂枝改为 10g，再服 14 剂，水煎服，每日 1 剂。

三诊：患者自觉心悸气短明显减轻，偶有上腹部不适，睡眠好，多梦减轻，食欲正常，口唇紫变淡紫，舌淡稍胖，苔白，舌尖瘀点变淡，脉沉缓。口服 14 剂，水煎服，每日 1 剂。

四诊：患者精神好转，面色略显红润，心慌、气短不明显，头晕减轻，睡眠好，舌淡苔白，脉沉缓而有力。前方减去生龙骨、生牡蛎，再服用 28 剂。精神尚好，气色红润，饮食、睡眠正常。

顽固性妊娠呕吐——桂枝汤合半夏厚朴汤加减

侯某，女，27 岁，2013 年 5 月 14 日初诊。患者自诉妊娠 40 天出现乏力、恶心、呕吐、眩晕、胸闷、恶闻食味或食入即吐，纳呆，面色㿠白，畏寒怕冷，少气懒言，舌淡白腻，脉沉细。辨证属脾胃虚寒，气血两虚，治以温补脾胃，益气养血。用桂枝汤合半夏厚朴汤合方：

桂枝 10g，炒白芍 10g，红参 10g（另煎），当归 10g，厚朴 10g，清半夏 10g，茯苓 15g，陈皮 10g，柴胡 6g，苏梗 10g，神曲 15g，砂仁 6g，竹茹 10g，鸡内金 10g，甘草 6g，生姜 3 片，大枣 5 枚。

7 剂，水煎服，每日 1 剂。

二诊：患者乏力、恶心、呕吐减轻，食欲稍增，舌淡白，苔白，脉沉缓。去红参 10g，加党参 10g，生黄芪 20g。14 剂，水煎服，每日 1 剂。

三诊：自觉有力，无恶心，呕吐偶发，食欲基本正常，面色红，舌淡红，苔薄白，脉沉缓。原方去生黄芪 20g，再服 14 剂，患者食欲正常，面色红润，呕吐偶发，舌淡红，苔薄白，脉弦滑。

桂枝汤临床应用广泛，为其与其他方剂相合应用奠定了良好的辨证基础。如用桂枝汤合二仙汤治疗阴阳两虚之妇女经断前后诸证、头目昏眩、胸闷心烦、少寐多梦、烘热汗出、腰酸膝软等；合泻白散治疗肺热之咳喘气急、皮肤蒸热；合六味地黄丸治疗肾阴虚之头晕耳鸣、腰膝酸软、骨蒸潮热、盗汗遗精；合生脉饮养阴生津，用于治疗气阴两亏之心悸气短、自汗；合半夏厚朴汤用于治疗肝郁气滞之咽喉中异物感、吞吐不得、恶心、情志不畅、胸闷。

桂枝汤类合方治疗疑难杂证时强调：凡属有太阳经卫外之阳受伤，营卫不和，或内伤心阳阴精者，有相同或相近病机合并的病证，皆可用桂枝汤合其他方剂组成合方治疗疾病。

将桂枝汤与其他方剂相合的合方应用依据，一是依据证候特征来合方，即通过比较证候特征与方证的相同程度来进行合方，此种方法不必拘于症状表现的完全相同，但求其主症的一致即可。二是依据病机特点来合方，是指通过对临床证候的分析，辨明其证候的病机所在，从而选择针对该证病机的方剂相合，这种方法常应用于主症不显著，但病机相同或相近的情况。病机相同，并不代表主症一定相同，因而注重病机的相同或相近，不求主症的一致，同样可以成为组成合方的依据，从而在组方上有着更多的灵活性。

第二节　小柴胡汤类合方治疗杂病

《灵枢·根结》谓"少阳为枢"，揭示了少阳是人体生命活动的枢纽，是表里出入、上下升降、阳生阴长、水火运行、虚实转化之枢机。小柴胡汤作为少阳病主方，具有调节阴阳气血动态平衡的作用，能促使脏腑功能的协调统一，即小柴胡汤在促进"五脏元真通畅"方面具有非常重要的作用。基于此，小柴胡汤可与其他方剂相合治疗多种疾病。

在具体的药味加减方面，小柴胡汤证的病人不一定都需要人参来扶助正气，只有病人气虚明显时才酌加人参或党参。小柴胡汤应用时应注重脾胃的顾护。中焦居人体之中，能斡旋机体气机，中焦强健则可强身，还可促进药物吸收而提高疗效，因此合方中可配伍茯苓、白术二品（合用四君子汤之意），白术甘温补中、补土燥湿，偏于守中；茯苓甘淡渗利、健脾止泻，偏于下行，两药相伍一健一渗、守中有通，从而健脾和胃。今于众多病例中择录 6 则于此，管中窥豹，以飨同道。

慢性萎缩性胃炎——小柴胡汤合四君子汤、枳实芍药散加减

张某，男，41 岁，2014 年 2 月 25 日初诊。病人自述胃脘部痞满疼

痛，甚则痛引两胁腹，食少纳呆，眠差，小便可，大便数日一行，经西医确诊为慢性萎缩性胃炎。刻下症见：面色晦暗，尤其眼窝下明显，舌暗，苔黄腻，脉弦细涩。拟以小柴胡汤合四君子汤与枳实芍药散加减，方药为：

柴胡6g，黄芩10g，清半夏6g，生甘草6g，党参10g，枳实10g，白芍10g，茯苓15g，炒白术6g，当归10g，丹参25g，香附10g，陈皮10g，炒鸡内金10g。

每日1剂，水煎温服，早晚各1次，7剂。

二诊时，患者表述药后胃脘部不适感明显改善，但仍偶而失眠，由于患者主症未变，故效不更方，原合方再配以夜交藤30g。

三诊时，病人表示胃脘部症状基本缓解。

此乃少阳枢机不利，气滞于中而痞满疼痛，致使上焦不通而津液不行，故大便数日一次，应予以小柴胡汤和解少阳，使木不被土困，进而上焦得通则心下不满而欲食，津液得下则大便自下。又该患者胃脘痛年久不愈，罹及肝脾之络，并且其两目周围呈现环状黧黑，为血分有滞之象，应采用活血通络之法；加上食少纳呆，气血生化无源，无以奉养心脑，致使神志不宁而不寐，故治当以调气和血。枳实芍药散虽出自《金匮要略·妇人产后病脉证治篇》，但具行气散结、和血止痛之功，再合用陈皮、香附、四君子汤加减则行气活血、建中益气；因久病入络，方中伍以丹参入血分之药，活血有利于理气，从而达到"通则不痛"的效果；再配伍鸡内金健胃整肠、助益消化。此外，在治疗慢性萎缩性胃炎时，还可适量配以如当归之养血药以防理气药苦温香燥太过，劫伤肝胃之阴，使胃失润降，加重病情。全方共达健胃止痛、调和气血之功效。

反流性食管炎——小柴胡汤合左金丸加减

王某，男，32岁，2014年4月6日初诊。患者自述晨起反酸严重，平卧加剧，胃胀，口苦、口臭，便干、便难，小便黄，经西医诊断为反流性食管炎，由于西药治疗后胃部不适感加重，遂改寻求中药治疗。刻下症见：面色萎黄，腹不满，舌淡，苔微黄稍厚，脉细数。拟用小柴胡汤合左金丸加减，方药为：

柴胡 6g，黄芩 10g，清半夏 6g，生甘草 6g，生姜 10g，红枣 10g，黄连 5g，吴茱萸 3g，茯苓 15g，炒白术 6g，煅瓦楞子 12g，炒白芍 12g，炒鸡内金 6g，陈皮 10g，蒲公英 15g，生黄芪 10g。

每日 1 剂，水煎温服，早晚各 1 次，7 剂。

二诊时，患者自述药后胃胀明显缓解，晨起仍有反酸，于原合方中去生黄芪，加枳实 10g，白蔻仁 6g。

三诊时，病人自述病情大部分改善。

反流性食管炎病位在胃，主要的病机为胃失和降。由于胃主受纳、腐熟水谷，胃气以降为顺，而胃胀、反酸、便秘皆为胃失通降、邪气壅塞胃肠而产生气滞、气逆之象，正如吴鞠通在《温病条辨·中焦篇》所言："言胃之为腑，体阳而用阴，若在无病时，本系自然下降，今为邪气蟠居于中，阻其下降之气，胃虽自欲下降而不能，非药力助之不可。"此病证符合《伤寒论》第230条之病机，予以小柴胡汤和胃降逆："阳明病，胁下硬满，不大便而呕，舌上白苔者，可与小柴胡汤。上焦得通，津液得下，胃气因和，身濈然汗出而解。"配伍治疗吞酸、呃逆、上呕之常用方——左金丸，是用黄连之泄热来直折火热上炎之势，吴茱萸温胃降逆而引热下行，两药合用辛开苦降、泻火疏肝、行气止痛。两方相合，对于治疗肝胃气滞而郁热型之反流性食管炎尤其有效。方中再用瓦楞子制酸，炒鸡内金消食健胃，芍药、黄芪寓有黄芪建中汤之意，并少佐陈皮、蒲公英等理气、清热之品，使全方得以疏肝和胃，补而不壅。

肝硬化——小柴胡汤合逍遥散、金铃子散加减

温某，男，44岁，2013年2月26日初诊。病患自述经某三级甲等医院诊断为"肝硬化"，平日肝区疼痛，胸胁胀满，背、臂时发酸麻胀痛，时感倦怠乏力，大便偏干。刻下症见：面色焦黑，舌质紫暗有瘀斑，舌苔厚腻，脉弦涩。生化检查：ALT　48U/L，AST　44U/L；B超示：弥漫性肝硬化，脾稍大。拟以小柴胡汤合逍遥散、金铃子散加减，方药为：

柴胡6g，黄芩10g，半夏6g，甘草6g，延胡索10g，川楝子6g，茯苓15g，白术10g，黄芪15g，当归15g，白芍15g，白花蛇舌草30g，生薏苡仁30g，穿山甲5g，鳖甲6g，陈皮10g，鸡内金6g。

每日1剂，水煎温服，早晚各1次，7剂，并嘱其药后用药渣热敷肝区。复诊时病人表示疼痛症状减轻，于原方随证加减。3个月后，患者诸症消失，在某三甲医院之检查结果为：ALT　36U/L，AST　22U/L，B超所见：弥漫性肝硬化，胆、胰、脾、肾未见异常。

此病患病性虚实夹杂，证属瘀血阻滞、脾虚运化失司，其病机为邪毒入侵，内舍于肝而肝血滞，肝木克土，脾气郁，气血不和，气滞、血瘀、痰阻，积聚成块；又肝木克土日久而脾虚气损，气血生化失健则气血俱亏；并且脾虚生湿，湿阻生痰，遂而痰与瘀互结。《医学从众录·心痛续论》中指出："乳下两旁，胸骨尽处痛者，乃上下阴阳不和，少阳枢转不利也，伤寒病中每多此痛，当助其枢转，和其气血，上下通调则愈矣，宜小柴胡汤加味。"又言："两胁之上痛者，少阳之气不和也，宜小柴胡去参、枣，加牡蛎、青皮之类。""郁结者疏之，瘀积者活之，湿阻者化之，虚损者补之"，采用理气活血、益气软坚、疏木培土等攻补兼施的治法，拟用小柴胡汤配伍治疗痛证之要方——金铃子散，以金铃子、延胡索二药一气一血、一寒一温，疏肝泄热、行气活血，而方中再加以黄芪益气，当归、白芍补肝体、助肝用，生薏苡仁、白花蛇舌草利湿清热解毒，鳖甲、穿山

甲攻坚散结、陈皮、炒鸡内金化痰理气消食，全方通畅气血，以鸣"调气以和血，调血以和气"之效。

经行头痛——小柴胡汤合四物汤、四妙散加减

王某，女，26 岁，2013 年 2 月 26 日初诊。病人自述经常性经行前一周开始头痛至月经结束，经量少、质稠、秽臭，平时带下色黄，小便黄，腰腹胀痛，面起痤疮一年，痤疮颜色鲜红。刻下症见：面色晦暗，有黄褐斑，舌边红有瘀斑，苔薄略腻，脉细数。拟选小柴胡汤合四物汤与四妙散加减，方药为：

柴胡 6g，黄芩 10g，清半夏 6g，生甘草 10g，当归 10g，白芍 12g，川芎 10g，生地黄 12g，苍术 10g，黄柏 10g，怀牛膝 15g，生薏苡仁 30g，茯苓 15g，炒白术 6g，土茯苓 30g，败酱草 25g，蒲公英 25g。

每日 1 剂，水煎温服，早晚各 1 次，7 剂。1 个月后，患者陈述病情改善甚多。

《伤寒论》中对小柴胡汤证的论述中有"休作有时"之谓，其"休作有时"一症，即指发作性疾病，都是小柴胡汤之证。因此不仅"往来寒热"的休作有时可用小柴胡汤，其他只要有"休作有时"的情况如头痛、关节痛、胃痛，乃至腹痛等病证，都可用小柴胡汤治疗。因此，使用小柴胡汤，除"有柴胡证，但见一证便是，不必悉具"之外，"休作有时"四字也是辨证的重点。此外，少阳枢机不利是经行头痛的重要发病机制，而肝郁脾虚是其缠绵难愈、反复发作的重要病机，故治疗当以和解枢机、养血疏肝、培土建中为根本。妇女以血为本，治病必治血，而四物汤扶正活血，为补血调血之祖方，小柴胡与四物汤相合则气血相和、阴平阳秘而头痛自愈。再加上四妙散清热利湿、健运脾胃，土茯苓、败酱草、蒲公英等药清热解毒、活血利湿。以上诸药相伍，共奏效如桴鼓之功。

痫证——小柴胡合二仙汤加减

刘某，女，53 岁，2014 年 2 月 25 日初诊。患者自述两年前因车祸受惊，复因感冒而发热、抽搐，经治疗基本痊愈；于半年前复发，经常突然仆地，抽搐，口吐白沫，约每 15 天发作 1 次，或每因焦急郁怒而诱发；曾在省某院确诊为癫痫，给予苯妥英钠、苯巴比妥、扑痫酮、卡马西平等药治疗，效果不佳。平时口苦口干，焦躁易怒，便秘。刻下症见：舌边红，苔薄白，脉弦数。拟以小柴胡合二仙汤加减，方药为：

柴胡 6g，黄芩 10g，清半夏 6g，生甘草 6g，知母 10g，黄柏 10g，仙灵脾 10g，巴戟天 10g，生白术 6g，茯神 15g，胆南星 6g，天竺黄 10g，珍珠母 15g（先煎），白芍 12g，女贞子 15g。

每日 1 剂，水煎温服，早晚各 1 次，7 剂。二诊时，患者自认身体较为轻快，焦躁易怒次数降低，目前持续治疗中。痫证其病在气、在血，病位在脑，涉及肝、肾。肾主骨生髓，充脑，藏真阴而寓元阳，为生命活动之根；又《素问·举痛论》中云"怒则气上""恐则气下""惊则气乱"，由于患者气机逆乱，导致气血阴阳不相顺接，是以作痫证，故以小柴胡汤调解气机、二仙汤双调阴阳，即用仙灵脾、巴戟天补肾壮阳、补益精血，知母、黄柏清泻肝火，以保肾阴，诸药相配，"阴中求阳，阳中求阴"；方中再配伍白芍、女贞子滋补肝肾，胆南星、天竺黄、珍珠母清热祛痰、安神定惊，从而气血阴阳调和，则诸症缓解。

突发性耳聋——小柴胡汤合升降散加减

张某，男，60 岁，2014 年 2 月 26 日初诊。病人自述因知家中发生变故，突发耳聋，烦躁，口渴，腹胀，纳呆，便秘，小便黄。刻下症见：舌红，苔黄白相兼，脉数。拟采小柴胡汤合升降散加减，方药为：

柴胡 8g，黄芩 10g，清半夏 8g，茯苓 15g，炒白术 6g，僵蚕 10g，蝉蜕 10g，姜黄 6g，生大黄 6g（后下），石菖蒲 6g，辛夷 10g，甘草 6g。

每日 1 剂，水煎温服，早晚各 1 次，7 剂。

二诊时，患者自述药后听力恢复，偶有耳鸣，出现咽痛，咳嗽，加桔梗 10g，金银花 10g，金果榄 10g。

三诊时，病人自认为病情几乎改善。

《灵枢·根结》云："少阳根于窍阴，结于窗笼，窗笼者，耳中也。"由《素问·厥论》中"少阳之厥则暴聋"及《素问·脏气法时论》中"肝气逆则耳聋不聪"，可知耳部为少阳胆经所循，若少阳经被邪气所郁则耳部病变。此患者痰火郁结，以致清阳不升，浊阴不降，从而气滞血瘀，少阳枢机不利、升降失和，火郁于里，耳窍经脉痞塞而致聋，治当化滞疏机、升清降浊。升降散增加小柴胡汤上下通达的力量，小柴胡汤与升降散共伍使得全方药性趋于平和；方中再配伍辛夷芳香通窍、石菖蒲豁痰化湿，于是得见气机疏利、升降相施、表里两清、周身气血流畅之疗效。

一首方剂的有效性，是几代医者经历了成千上万次临床检验的结果。如何使这些疗效确切的方剂适应于当前临床的需要、使其发挥更大的效应，是每一个中医学子及关心中医学前途命运的人首先必须面对的问题。以合方的形式来研究、创造新的方剂，是在前人已有成果上的前进，远比以药物重新组方来得更为直接、简捷。因此，走合方之路是一条捷径，就类似站在了巨人的肩膀上一般。

第三节　柴胡桂枝干姜汤合方治疗肠易激综合征

肠易激综合征（IBS）是胃肠道最常见的功能性疾病，临床以腹痛、腹胀、肠鸣、腹泻和便秘等症状为多见，严重地影响患者的工作和生活。在诊治 IBS 方面需要灵活而准确的辨证思路，独特的选方用药。

辨病因、定病位、别病性乃辨证之首务。IBS出现的症状表现可散见于中医之腹痛、泄泻、便秘等章节中，中医对类似本病的病因、病位、病性、证候、治疗，历代医书都有较详细的记载。IBS的中医辨证应从以下几个方面把握：

辨病因——首重寒湿、饮酒

外邪侵袭，伤于饮食，内伤七情，脏腑虚弱等均可导致本病发生或使病情反复，迁延不愈。《素问·阴阳应象大论》说："清气在下，则生飧泄，浊气在上，则生䐜胀……湿胜则濡泄。"《素问·举痛论》指出："寒邪客于小肠，小肠不得成聚，故后泄腹痛矣。"《灵枢·师传》说："胃中寒，则腹胀，肠中寒，则肠鸣飧泄，胃中寒，肠中热，则胀而且泄。"由此说明湿、热、寒等皆可致本病证发生。在IBS发生、发病过程中，寒凉、饮酒具有病因与诱因的双重作用，是引发本病之关键。因此，避免寒凉刺激、戒酒，关乎治疗之成败。

辨病位——立足胃肠，不离肝脾

从本病症状表现上看，其直接病位在脾、胃、肠，但随其病程发展及临床表现上看，肝脾不调贯穿于本病发展的始终。肝主疏泄，木能疏土，木旺乘脾，肝郁脾虚，故痛泄交作。病程迁延日久，肾阳虚衰，脾失温煦，脾肾两虚，洞泄不止。故而，在临床诊治本病过程中，既要互相兼顾，又要有所偏重。

辨病性——寒热并重，取道中庸

本病腹胀、腹痛、腹泻多同时并见，此与胃中寒、肠中热之所见之胀而且泄相一致，故而本病多为寒热错杂证，因此在临床诊治过程中宜详辨寒热之孰多孰少，而酌用温散寒邪及清利湿热之品，以防助湿生热或苦寒伤胃，使病情增剧。

辨虚实——虚在脾肾，实在肝郁

本病总以脾虚湿盛、气机不利为枢纽。脾虚日久，水谷失于运化，湿浊内生，湿蕴日久亦可化热；同时脾土虚亦易为肝木所乘，进而精神情志的变化，直接促成痛泄的发作，因而纵观本证在临床上多为虚实错杂证。

疏肝健脾、温阳清利为治疗基本大法

IBS中医辨证其病机为肝脾不调，日久脾虚及肾，终致脾肾阳虚。其病性复杂，多为寒热虚实夹杂之证，故此于治疗中要多方兼顾，不可偏颇。肝郁脾虚者要疏木扶土；寒邪甚者宜温阳散寒；湿热内蕴者，宜清利湿热；有虚者补之，实邪内存者泻之，以期达到"阴平阳秘"，恢复紊乱之胃肠道功能。同时，IBS症状出现或加重往往与精神因素或遭遇应激状态有关，因此，精神情志调理，也是IBS治疗中不可忽视的重要内容。

柴胡桂枝干姜汤是为首选经典名方

目前，中医治疗IBS的可选方剂较多，代表性方剂诸如出自《丹溪心法》的痛泻要方，《局方》的参苓白术散、四七汤、平胃散等。然本病证多为寒热并见，虚实并存，选方单一，加减失宜，直接影响其治疗效果，而加重患者思想负担，致使病情迁延不愈。临证中结合IBS病机演变特点，以《伤寒论》柴胡桂枝干姜汤为主方加减化裁，在IBS治疗上收效显著。柴胡桂枝干姜汤为治疗少阳病而兼脾家虚寒的代表方，日本·尾台榕堂于《类聚方广义》明确指出该方可治大便溏。其药物组成为：柴胡、桂枝、干姜、栝楼根、黄芩、牡蛎、炙甘草。方中柴胡、黄芩同用，能和解少阳之邪；栝楼根、牡蛎并用，能逐饮散结；桂枝、干姜、炙甘草合用，能振奋中阳，温化寒饮，共奏和解少阳、疏利枢机、宣化寒饮之功效，此与IBS肝病及脾、中气虚寒而见大便虽溏，而腹反胀之病机相符。少阳不但为表里之枢，也为阴阳之枢，故临近于太阴，当少阳病内及太阴之时，则可见脘腹胀满、便溏、脉缓无力等症，由于本方寒热并用，肝脾同治，既清肝胆之热，又温脾胃之寒，故在寒热错杂的 IBS 治疗中，疗效卓著。

　　在 IBS 中，虽然肝脾不调贯穿于疾病发展过程的始终，但情志失调、脾气虚弱两者在引发 IBS 及疾病演变过程中侧重点不同，脾气虚弱是决定 IBS 发生与否的先决条件，脾强则不受木乘。从临床上看，大多数 IBS 患者，有过胃肠损伤史，如曾患过"肠炎""痢疾"等，致使脾胃功能受损，或由于生活紧张、过度劳累、思虑过度引发的脾胃虚弱病史。因此，在 IBS 治疗中恢复脾胃的健运功能十分重要。所以，在治疗主方中，结合患者体质状况，酌加茯苓、白术以补气健脾或与四君子汤相合为用。同时，精神因素刺激或平素性情抑郁，又可导致肝气郁结，肝气横逆则腹痛，脾气虚则泄泻，木旺可乘土，土虚更易为木所乘，故情志失调导致肝木乘脾又是 IBS 发生不可或缺的重要因素，调畅气机、疏肝解郁，由此亦成为治疗 IBS 的重要环节。因此，在治疗中，以柴胡桂枝干姜汤合用金铃子散或痛泄要方，或加木香、砂仁，以理气醒脾、疏肝解郁、缓急止痛。IBS 反复发作，迁延不愈，病久及肾，终致脾肾阳虚。在临床上，若见到患者泄泻日久，面色白、浮胖，腰膝酸软冷痛，大便稀溏，甚则完谷不化，小便清长，舌淡胖，脉沉迟或沉弱等，均需在主方中酌加温助肾阳之菟丝子、肉豆蔻等或与四神丸合方应用，以期达到温肾阳，以助脾阳，脾阳不虚则泄泻自止的目的。此外，IBS 多为虚实夹杂之证，实邪不除，湿热内蕴日盛，故此，据患者实邪轻重，可酌加黄连、半夏等燥湿清热之品，实可收到更佳疗效。基于本病发病涉及精神、饮食、个体素质诸多方面，因而调畅情绪、饮食适宜、加强锻炼在 IBS 治疗中亦不容忽视。对 IBS 从整体观着眼治疗，疗效肯定，副作用少，同时辨证准确，选方用药独具特色，系统提高了中医对本病的认识，为中医治疗胃肠功能性疾病开辟了一条新思路。

第四节　二仙汤、当归补血汤、桔梗汤相合辨治哮喘

　　支气管哮喘是一种常见的呼吸道变态反应性疾病。中医认为哮喘是一种反复发作、虚实夹杂的慢性疾病，不管是急性发作期，还是缓解期，均以肾虚为本，肺失宣降、血瘀痰阻为标，强调哮喘多肾虚、血瘀的病机特点。哮喘病位在肺，其根在肾。肺为气之主，肾为气之根；肺主出气，肾主纳气。哮喘与肺、脾、肾三脏功能失调密切相关，其中肾气（阳）不足是此病反复发作和贯穿始终的关键病机，治疗时当以补肾益气为第一要义。久病必瘀，瘀血不仅是哮喘发作时的病理产物，也是病情加重或发展的主要因素，贯穿于哮喘的各阶段。治疗时应该重视运用活血化瘀药，有利于宿痰的清除、肺部气机的通畅，达到止哮平喘的作用。

　　治疗方面重视补肾宣肺、益气活血，运用合方灵活加减

　　在哮喘病的临床治疗中，根据肾气（阳）不足、肺失宣降、血瘀痰阻的基本病机，可予以补肾宣肺、益气活血治疗。无论是虚、实、寒、热哪种证型的哮喘，均执简驭繁，针对肾、脾、肺三脏功能进行调整，可用二仙汤、当归补血汤、桔梗汤的合方灵活加减杏仁、桃仁、丹参、枳壳、菟丝子。药物组成为：巴戟天 10g，淫羊藿 10g，生黄芪 20~30g，当归 10~15g，菟丝子 10~15g，丹参 20~30g，桃仁 10g，杏仁 10g，桔梗 10g，枳壳 10g，生甘草 6~10g。补肾者附片、干姜为温燥之品，若长期服用容易伤津耗气，对病情不利，故采用巴戟天、淫羊藿、菟丝子温肾阳而不燥，旨在增益肾中阳气，发挥固本止哮、纳气平喘的作用；黄芪大补脾肺之气，当归滋阴养血，合用为当归补血汤，有滋肾健脾益气之效；丹参、桃仁活血化瘀，松解肺络，有利于宿痰排出；桔梗、枳壳一升一降，疏畅气机，有利于肺气宣降；杏仁入肺经，味苦降泄，肃降宣发肺气而能止咳平喘，为治咳喘之要药；甘草则补中益气，调和诸药。全方

补肾温阳、益气扶正以益气收敛、培元固本；宣降肺气、活血化痰以调畅气机、止哮平喘，可起到虚实兼顾、标本同治的治疗功效。临证时可在此方基础上灵活加减，若热象明显，咯吐黄痰，舌质红少苔，加桑白皮、地骨皮、炙枇杷叶、知母、黄芩（合用泻白散之意）泻热平喘；若咳喘剧烈，加炒白芍并重用，与甘草（合用芍药甘草汤）酸甘化阴，缓急止喘；若脾虚明显，纳呆腹泻、倦怠少食，加茯苓、炒白术（合用四君子汤之意）健脾益气；若肾阴不足明显，伴有五心烦热、舌红少苔者，加女贞子、墨旱莲（合用二至丸），或山茱萸、熟地黄（合用六味地黄丸之意）滋养肾阴；若腰酸腰痛甚者，加怀牛膝、川续断滋补肝肾；若病根较深，瘀象明显，伴唇色紫绀、面色青紫，舌质暗有瘀斑，可加入一些虫类药如地龙、全蝎、僵蚕、蜈蚣等化瘀通络。

病例举隅

李某，女，59 岁，2010 年 10 月 12 日初诊，诉前几日感冒后引发咳喘，呼吸急促，喉中有痰鸣声，吐痰不爽，色白质黏腻量少，夜晚入睡前和晨起咳嗽较为剧烈。平素容易疲乏倦怠，畏寒怕冷，自幼有支气管哮喘病史，已多年未犯，今年入秋以来因气温骤降已犯过 2 次。舌质紫暗，边有瘀点，苔白稍腻，脉沉滑。诊断为肾阳不足、肺失宣降、痰瘀互阻。处方：

杏仁 10g，桃仁 10，淫羊藿 10g，巴戟天 10g，女贞子 15g，菟丝子 10g，丹参 30g，生黄芪 30g，当归 10g，黄芩 10g，桔梗 10g，枳壳 10g，地龙 10g，生甘草 6g。

7 剂，饭后服。

10 月 19 日二诊，诉咳喘、精神、畏寒症状明显好转，咳嗽次数较少，但觉呼吸气粗，胸闷气短，晨起咽干，舌红苔薄，脉沉。处方：在前方基础上去生黄芪、地龙、枳壳，加党参 10g，五味子 6g，麦冬 10g，即合用生脉散补气益阴、收敛肺气。

服 7 剂后三诊，诉诸症明显好转，偶咳嗽，不觉气短咽干，继用温肾益气活血药善后，嘱避外邪、适寒温、节饮食、调情志。

第五节　张仲景方剂相合治疗胸痹

合方备选方剂为《伤寒论》茯苓桂枝白术甘草汤、抵当汤、小陷胸汤；《金匮要略》瓜蒌薤白半夏汤、人参汤。常用主药有桂枝、茯苓、白术、炙甘草、水蛭、瓜蒌、清半夏、薤白、黄连、人参、丹参、麦冬。

胸痹的诊断与疗效判定标准采用中西医双重诊断与疗效判定标准。具体参照 1993 年中华人民共和国卫生部制定发布的《中药新药临床研究指导原则》——"中药新药治疗胸痹的临床研究指导原则"执行。

胸痹的辨证要点：痰、水、瘀、寒是胸痹的四大致病原因，心之气血阴阳的亏损是胸痹的发病根本，痰、水、瘀、寒阻滞或凝滞心脉是胸痹的病机关键，故察气血，审阴阳，辨痰、水、瘀、寒是为胸痹的辨证要点。

①察气血　辨气当辨气虚与气滞，辨血应分血虚、血瘀；气虚与血虚常常共见，气滞与血瘀者往往同行；气血不足之胸痛隐隐，遇劳则甚；气滞血瘀之胸痛撑胀如刺。

②审阴阳　审阴阳之义有二焉：其一，审心阴或心阳的不足，此每与前察气血义近；其二，审胸痹属阴证、阳证，即属虚属实、属寒属热。

③辨痰　咳唾痰浊虽为鉴别痰的力证，但于胸痹中的辨痰浊之有无必察于舌，凡舌苔厚腻或白或黄者，纵无咳唾痰浊之症，必以痰浊或痰热内蕴视之。若得"阳微阴弦"或"滑数"之脉，则更属痰浊壅滞无疑。

④辨水　浮肿是水饮内停的确证。然虽无水肿却有"心下逆满，气上

冲胸，起则头眩，脉沉紧者"，必以水气凌心视之。

⑤辨瘀　舌痿唇青是瘀血内阻的明证，故凡心痛如刺如绞，舌有瘀斑瘀点者，必从瘀血论治。

⑥辨寒　寒之义有二焉，其一为阳虚生内寒，与前之阳虚同；其二为寒邪凝滞心脉，脉络绌急。辨寒必观形体手足的暖冷，以及病人寒热的喜恶。

组成合方时应掌握两大要点：其一是从方证的角度，抓住该方主症，使所选方证与病人之症尽合，即张仲景所谓"病皆与方相应者"。若病人有胸痛彻背，则首选用能治疗胸痛彻背的瓜蒌薤白半夏汤；如兼头眩、气上冲胸或水肿，必以苓桂术甘汤与之相合。其二是从辨证论治的角度入手，如病人仅见心前闷痛，尚无"彻背"之象，但有舌苔白腻、舌有瘀斑、脉沉弦，亦不必拘是否有发狂、少腹硬满等症，径选抵当汤与之相合（若无大便硬，大黄可不用）。

合方的适应证型：瓜蒌薤白半夏汤合抵当汤适用于痰瘀交阻心脉的胸痹，其以心闷痛或刺痛、舌质紫暗或有瘀斑、舌苔白腻为应用要点，若见舌苔黄腻则加黄连或以小陷胸汤与抵当汤相合；瓜蒌薤白半夏汤合人参汤适用于痰壅气阻、阳气不振之胸痹，以胸痛、苔腻、舌体胖大、少气乏力为应用要点；瓜蒌薤白半夏汤合苓桂术甘草汤，适用于心脾阳虚、痰饮内阻的胸痹，胸痛、苔腻而滑、脉沉弦，或兼水肿是其应用要点；人参汤合苓桂术甘汤，适用于心脾阳虚、水饮内停者，其以胸痛、气短、动则加剧、遇寒而甚、脉沉苔滑为应用要点；人参汤合抵当汤，适用于心脾阳虚而兼瘀血者，以胸痛、气短、舌紫或有瘀斑为应用要点，但此时当去掉大黄。以上所举仅其大要，临证时变态百出，难以执一而论，有以三方或四方相合者，亦有一方仅取一药者，但求法似，不苛求方同。对心阴不足者而加麦冬、五味子，心血瘀阻者而增丹参、川芎，谁又敢谓"不可"。

病例举隅

郭某，男，36 岁，素嗜烟酒，形体丰腴，1997 年 12 月来我处求治，示某医学院附院所做心电图、平板试验、冠状动脉造影、血脂等检测结果，确诊为冠心病。曾服消心痛、硝酸甘油、复方丹参片、血脂康等药，虽取效一时，但每于劳累后复发。现心前区闷痛，牵引后背，大便数日一行，舌苔白腻，舌有瘀斑。诊为痰浊壅盛，瘀血内阻，予瓜蒌薤白半夏汤合抵当汤七剂。再诊时心痛虽发，但次数已减，程度已轻，大便通畅。上方减大黄加丹参、茯苓，前后出入，服用六十余剂，腻苔消，瘀斑去，心痛始不复作。数年来，曾以《伤寒论》《金匮要略》方相合治疗轻、中、重度胸痹患者八十余例，虽未敢言尽收全功，但鲜见不取显效者，故敢撰此文，就正同道。

第六节 四妙丸合四逆散合方治疗杂病

四逆散是张仲景《伤寒论》中的名方："少阴病，四逆，其人或咳，或悸，或小便不利，或腹中，或泄痢下重，四逆散主之。"少阴四逆，皆阳虚不能敷布四末，而本证所重在阳郁于里，其人或咳，或悸，或小便不利，是气机不宣；或腹中，或泄痢下重，是气血郁滞，故用四逆散宣散气血之郁滞。成无己《注解伤寒论》认为："四逆散以散传阴之热也。"《黄帝内经》曰："热淫于内，佐以甘苦，以酸收之，以苦发之，枳实、甘草之甘苦，以泄里热；芍药之酸，以收阴气；柴胡之苦，以发表热。"

四妙丸是清代医家张秉成《成方便读》的方剂，其药物组成为二妙丸加牛膝、薏苡仁。二妙丸主治湿热盛于下焦，而成痿证者，本方加牛膝，为三妙丸。邪之所凑，其气必虚，若肝肾不虚，湿热决不流入筋骨，牛膝补肝肾强筋骨，领苍术、黄柏入下焦而祛湿热也。再加薏苡仁，为四妙丸。因《黄帝内经》有云："治痿独取阳明。阳明者主润宗筋，宗筋主束筋骨而利机关也。"薏苡仁独入阳明，祛湿热而利筋络。故四味合而用之为治痿之妙药也。"然湿热之邪，虽盛于下，其始未尝不从脾胃而起，故治病者必求其本，清流者必洁其源。方中苍术辛苦而温，芳香而燥，直达中州，为燥湿强脾之主药；但病既传于下焦，又非治中可愈，故以黄柏苦寒下降之品，入肝肾直清下焦之湿热，标本同治，中下两宣。"

四逆散合四妙丸合方的功用：解肝经郁热，清中下焦湿热。

癃闭（前列腺炎）

宋某，男，51岁，2013年3月10日初诊。平素嗜食辛辣，酗酒，手足发凉，夜尿2~4次，尿等待，尿后沥滴，小腹坠胀，性功能减退，阴囊潮湿发凉，多处求医不见好转，来本院求医。症见面色㿠白，少气懒言，尿黄，舌质淡红，苔薄黄腻，脉弦细。辨证属肝经郁热，下焦湿热，治以四妙丸合四逆散合方，药用：

苍术10g，黄柏10g，怀牛膝15g，薏苡仁30g，柴胡6g，枳实10g，白芍10g，甘草10g，菟丝子15g，车前子15g（包煎），淫羊藿10g，巴戟天10g，知母10g，益智仁10g，路路通10g，锁阳10g，水煎服14剂。

二诊：夜尿1~3次，尿等待，淋沥不断，小腹下坠胀感减轻，性功能稍有好转，阴囊潮湿发凉，面色微红，尿不黄，舌质淡红，苔薄白腻，脉弦。原方加生黄芪25g。水煎服14剂。

三诊：夜尿1~2次，尿等待，时间明显缩短，偶有小腹下坠胀感，性功能减退减轻，阴囊潮湿减轻，面色微红，舌质淡红，苔薄白腻，脉弦。又服水煎剂20剂，性功能恢复，阴囊潮湿明显减轻，夜尿0~1次，排尿基本正常。

早泄

杨某，男，22岁，2013年6月10日初诊。素嗜食辛辣，身体健壮，性生活每周2~4次，每次2~3分钟，曾就医诊为肾虚给予补肾涩精，症状不见好转，来本院就诊。症见口干，烦躁，身热，便秘，尿黄，阴囊潮湿发凉，舌质红，苔黄腻，脉弦滑。辨证属下焦湿热、肝经郁热，治以四妙丸合四逆散合方，药用：

苍术10g，黄柏10g，怀牛膝15g，生薏苡仁30g，柴胡6g，枳实10g，白芍10g，甘草10g，菟丝子15g，牡丹皮10g，车前子25g（包煎），土茯苓30g，酒大黄5g（后下），水煎剂10剂。

二诊：性生活每周1~2次，每次15分钟左右，症见口干明显减轻，大便正常，阴囊潮湿发凉明显减轻，舌质红，苔薄黄腻，脉弦滑。原方将车前子15g，去酒大黄5g，7剂，痊愈。

阴囊湿疹

陈某，男，43岁，2013年4月10日初诊。主诉大腿内侧、外阴皮肤潮红，阴囊湿痒2个月，伴盗汗，小便黄赤，曾外洗，用止痒药膏疗效不明显，多处求医不见好转，来本院诊治。患者是司机，经常饮酒，生活不规律，饮食不及时，大便溏伴黏腻不爽，舌红，舌苔黄厚腻，脉滑。辨证属湿热，肝经郁热，治以四妙丸合四逆散合方，药用：

苍术10g，黄柏10g，怀牛膝15g，生薏苡仁30g，柴胡6g，枳实10g，白芍10g，甘草10g，车前子25g（包煎），土茯苓30g，赤芍10g，煅龙骨15g（先煎），煅牡蛎15g（先煎），牡丹皮10g，白术10g，茯苓15g，土茯苓30g，白鲜皮12g，生姜3片，红枣5枚，服药10剂。

二诊：阴囊湿痒、盗汗、小便黄赤等症状消失，外阴潮红减轻。原方改车前子为15g（包煎），又服10剂后，基本痊愈。

黄带

邵某，女，42岁，2013年7月10日初诊。手足不温，身微热，易怒心烦，失眠多梦，带下量多而色黄，其气腥臭，腰膝酸软，乏力，少腹坠胀，小便经常黄赤，便溏，舌质淡红、苔薄黄，脉弦。辨证属湿热带下，肝经郁热，治以四逆散合四妙丸合方，药用：

苍术10g，黄柏10g，怀牛膝15g，生薏苡仁30g，柴胡6g，枳实10g，白芍10g，甘草10g，车前子（包煎）15g，土茯苓30g，炒栀子6g，香附10g，蒲公英15g，牡丹皮10g，川断10g，陈皮10g，水煎剂10剂。

二诊：患者手足不凉，心情平和，睡眠尚好，带下而色黄，变白，无腥臭味，大小便正常，舌质淡红，苔薄白，脉弦，又服前方7剂痊愈。

阴痒

邵某，女，27岁，2013年7月19日初诊。主诉外阴瘙痒，灼痛，带多色黄，质稠秽臭，腰膝酸软，伴烦躁易怒，胸胁胀满，因情绪变化而加重，多地求医一年余不见明显好转，少腹坠胀，小便经常黄赤，舌质红，苔厚黄腻，脉弦。辨证属湿热，阳郁厥阴，肝郁。治以四妙丸合四逆散合方，药用：

苍术10g，黄柏10g，怀牛膝15g，生薏苡仁30g，柴胡8g，枳实10g，白芍10g，甘草10g，车前子（包煎）15g，土茯苓30g，芡实10g，香附10g，郁金10g，蒲公英15g，白鲜皮10g，牡丹皮10g，炒栀子6g，水煎剂10剂。

二诊：患者外阴瘙痒、灼痛减轻，情绪平和，带多色黄，变白，无秽臭味，大小便正常，舌质淡红，苔薄白，脉弦。去牡丹皮10g，炒栀子6g，口服10剂。口服6剂时外阴瘙痒，灼痛停止，白带正常，情绪平和，痊愈。

胁痛

杨某，女，36岁，2008年4月23日初诊。两侧胁痛，乳房阵发性胀痛1月余，到某医院，诊断为肋间神经痛。给以内服西药及中成药疏肝理气治疗，数日后症状减轻，又间断服用布洛芬、维生素B$_{12}$口服，尚能正常生活，因家庭因素，情绪不佳，病情加重而就诊。两侧胁肋、乳房胀痛，不思饮食，情绪抑郁，便秘，口干黏腻，舌红，苔黄腻，脉弦。辨证属肝经郁热，脾胃湿热，治以四逆散合四妙丸合方，药用：

柴胡6g，枳实10g，白芍15g，黄芩10g，夏枯草15g，延胡索10g，川楝子6g，浙贝母10g，甘草10g，香附10g，苍术10g，黄柏10g，生薏苡仁30g，怀牛膝15g，郁金10g，车前子15g（包煎），水煎剂7剂。

二诊：两侧胁肋、乳房胀满疼痛减轻，食欲可，情绪好转，大便正常，舌红，苔薄白，脉弦，去延胡索10g、川楝子6g，白芍改为10g，口服7剂，情绪平和，食欲正常，两侧胁肋、乳房胀满疼痛症状全消。

失眠

林某，女，45岁，2010年5月20日初诊。5天前因工作原因，与他人发生争执，当晚即不能安稳入睡，次日觉头昏、胸闷、口苦。以后每晚都难入睡，或睡后易醒，难以入睡。来本院就诊，情志郁闷，不思饮食，小便黄，大便5天未解，舌红，苔黄腻，脉弦数。辨证属肝郁气滞，脾胃湿热，治宜疏肝理气和胃。治以四逆散合四妙丸合方，药用：

柴胡6g，枳实10g，丹皮10g，炒栀子6g，龙胆草6g，黄连6g，甘草10g，白芍15g，香附10g，夜交藤30g，柏子仁10g，合欢花10g，苍术10g，黄柏10g，生薏苡仁30g，怀牛膝15g，车前子15g（包煎），酒大黄6g（后下），7剂口服。

二诊：情绪尚可，能入睡4~5小时，饮食增加，二便正常，去酒大黄6g，龙胆草6g，白芍改为10g，口服10剂，痊愈。

四妙丸合四逆散治疗癃闭、早泄、阴囊湿疹病例，以四妙丸祛中下焦湿热为主，四逆散解肝经郁热为辅，治疗黄带、阴痒、胁痛、失眠病例以四逆散解肝经郁热为主，四妙丸祛中下焦湿热为辅。四逆散合四妙丸合方是解肝经郁热，清中下焦湿热，病位皆属于足厥阴肝经循行部位，不论男女，病机属于肝经郁热、中下焦湿热，都可用该合方。四妙丸合四逆散合方治疗癃闭、早泄、阴囊湿疹、黄带、阴痒、胁痛、失眠是病机相同或相近。

第七节　八珍汤合二仙汤治疗不孕

中医妇科学对于不孕症的定义是生育期妇女，婚后夫妇同居两年，配偶生殖功能正常，未避孕而未怀孕者；或曾受孕过，而两年未再怀孕者，称为"不孕症"。本病相当于西医学的卵巢功能障碍性不孕、输卵管性不孕、免疫性不孕、子宫内膜异位症性不孕及原因不明性不孕等。对于不孕的原因，明代万全在《广嗣纪要择配篇》所载，男女各有五种先天性生理缺陷导致不孕不育，而先天生理缺陷所导致的不孕用药难度较大，因此不属于本文所要探讨的范畴。对于非生理缺陷所导致的不孕，明代薛己在《校注妇人良方·求嗣门》中比较全面地概括了不孕的各种病因病机，指出："窃谓妇人之不孕，亦有因六淫七情之邪，有伤冲任，或宿疾淹留，传遗脏腑，或子宫虚冷，或气旺血衰，或血中伏热。又有脾胃虚损，不能营养冲任。"清代陈士铎在《石室秘录·论子嗣》中则认为造成女子不孕的原因有十："女子不能生子有十病……十病何为？一胞胎冷也，一脾胃寒也，一带脉急也，一肝气郁也，一痰气盛也，一相火旺也，一肾水衰也，一任督病也，一膀胱气化不行也，一气血虚而不能摄也。"总结以上文献可知，中医中药所能治疗的不孕当属于非生理缺陷的不孕的范畴，非生理缺陷的不孕在中医理论中涉及的病位主要有肝、脾、肾，涉及的病理因素主要有寒、热、虚、痰、湿、瘀。

临床上不孕症多以虚为主，虚实夹杂，所涉及脏腑包括肝、脾、肾三脏。临床上的"虚"的方面常表现为气血阴阳的亏虚，"实"的方面表现为气机郁滞、湿热内蕴、痰湿内伏、瘀血内停。然而临床病情往往错综复杂，很少见典型并且单一的证候，因此肝脾肾同治，气血兼顾，根据临床主症确定治疗主次，合方化裁，思路灵活多变，风格平正柔和。对不孕症所用的合方，大法以补养为主，疏调气机为辅。健脾气以四君子汤为主，养肝血以四物汤为主，根据气血亏虚的程度再依次选用圣愈汤、八珍汤，补肾则采用阴阳并举的二仙汤，疏肝理气活血则喜用香附、郁金。临床虽注重抓主症，力求方证相对，但同时对次要症状也需关注，从而对患者体质及近期的身体状态有很准确的把握。常常在治疗不孕证经验合方的基础上，根据患者的次要症状加减用药，如面部痤疮者，加用青黛、蒲公英、败酱草、桑白皮、炙枇杷叶等清透郁热；睡眠不好者，加用柏子仁、炒枣仁、远志、石菖蒲、夜交藤等养心安神，交通阴阳；便秘者加荷叶、杏仁、郁李仁等通腑泄浊；腰痛者加川断、怀牛膝等补肾强腰；面部黄褐斑者加生薏苡仁通利水湿等。对于这样开出的处方，诚可谓"一箭双雕"，在治疗不孕症的同时解决患者的其他不适，使得在相对较长的治疗周期中既能保持辨证论治的精准，又能增加患者的服药信心。

现代社会生活压力很大，一些女性为了工作而放弃了在结婚之初的一两年内怀孕，决定怀孕时已经过了最佳生育年龄，而受中国传统的传宗接代观念的影响，作为妻子的一方长期无法正常怀孕，本身已有自责和失落心理，若又承担着来自配偶及双方父母的催促和指责，其结果不仅仅是"病急乱投医"，而且会把本应和谐的性生活变成目的性极强的"怀孕计划"，加重自身压力，长期的心理压力在不被家人理解的情况下若得不到及时的释放，会更进一步加重心理反应，逐渐发展为焦虑、抑郁症等精神疾患。因此面对患者时应注重把握患者面目表情中一颦一笑所反映的细节，给患者营造轻松愉悦的诊疗氛围，认真倾听患者的诉说，让患者的情绪在就诊的短短时间内得到一时的抒发，同时对患者本人及其家属进行不厌其烦的心理疏导，力图转移其注意力，放下心理上的包袱。在处方用药时，除了加用疏肝解郁药之外，还应注重药物口感，药物煎煮和服用的方便与否。总之，从多方面为患者充分考虑，使患者在治疗过程中能够以最好的状态积极配合。

病例举隅

李某，女，31岁，结婚6年，结婚之初因为工作原因一直采取避孕措施。近两年解除避孕而未能如愿怀孕，其丈夫身体各项检查均正常。初诊日期为2012年9月11日，平素工作较累，常出差，不吸烟，不饮酒，易疲乏，腰酸，食欲一般，月经周期准，经量少，色淡，面部生痤疮，面部油多。舌淡，苔白水滑，脉细弦。辨证：脾肾亏虚，气血不足，湿浊内蕴。法以调补脾肾气血为主，兼以清利湿浊，稍佐疏肝理气。处方：

茯苓15g，炒白术10g，当归10g，炒白芍10g，生薏苡仁30g，蒲公英20g，败酱草15g，青黛20g，桑白皮10g，生甘草10g，巴戟天10g，仙灵脾10g，女贞子10g，香附10g，7剂，嘱饮食清淡，注意休息。

9月18日二诊，自诉服药一周后面部痤疮减少，身体感觉精力充沛，睡眠很好，心情很好，观其面部色泽亦显红润，舌脉如前。继续以上方加地骨皮10g，青黛加至25g，7剂，水煎服。

10月9日三诊，诉因工作原因出差，上方连续两周之后未能及时就诊，感觉最近有点疲惫，腰酸，舌淡，苔转薄，脉细弦，处方：

茯苓15g，炒白术10g，当归10g，炒白芍10g，生薏苡仁30g，蒲公英 20g，败酱草 15g，青黛 25g，桑白皮 10g，生甘草 10g，巴戟天 10g，仙灵脾 10g，女贞子 10g，香附 10g，川断 10，柴胡 3g，再进 14 剂。

11 月 13 日四诊，自诉服药之后感觉很好，痤疮大减，然而上月因为出差，未能与丈夫见面，没有怀孕可能，但本月排卵期将至，希望本次服药后能如愿。舌淡胖，齿痕，舌质略暗，脉弦细略滑。处方：

茯苓 15g，炒白术 10g，当归 10g，炒白芍 10g，生薏苡仁 30g，蒲公英 20g，远志 6g，生甘草 10g，巴戟天 10g，仙灵脾 10g，女贞子 10g，香附 10g，益母草 15g，青黛 15g，怀牛膝 12g，丹参 15g，再进 14 剂。

11 月 27 日五诊：诉上药服后于"排卵期"同房，但无奈竟于 11 月 19 日行经且本次月经甚至较以往提前，因此心情略显急躁，睡眠较差，口唇干燥，舌淡，苔腻微黄，脉细弦略数，给予一定心理疏导之后处方：

茯苓 15g，炒白术 10g，当归 10g，炒白芍 10g，生薏苡仁 30g，蒲公英 20g，远志 6g，生甘草 10g，巴戟天 10g，仙灵脾 10g，女贞子 10g，香附 10g，怀牛膝 12g，炒枣仁 10g，柏子仁 10g，再进 14 剂。两周之后患者并未来诊，一个月后告知已怀孕。

按：临床上，针对不孕症余常用经验方为，茯苓 15g，炒白术 10g，当归 10g，炒白芍 10g，巴戟天 10g，仙灵脾 10g，女贞子 10g，香附 10g。本方是四君子汤、四物汤、二仙汤合方化裁而成，补而不滞，温而不燥，统筹兼顾，与不孕的病机颇为合拍。本案很有代表性，该患者出现的情况在当下普遍存在，其治疗难点有三：①工作因素影响较大，身体时常透支，一直无法得到很好的休息；②夫妻相处时间有限，怀孕的"计划性"很强，难以达到怀孕所需的和谐状态；③坚持服药很难，如本案中四诊之后，患者抱有过大的"希望"，然而等来的确是"失望"，一直心情苦闷，影响到了睡眠，及时给予疏导，坚定患者服药信心。

第八节　桃红四物汤合二仙汤治疗继发性闭经

　　继发性闭经指月经周期建立以后，在正常绝经年龄前，月经停止来潮6个月以上者；或月经稀发，按自身月经周期计算，停经3个周期以上者。古人又称"不月""经闭""月水不通"等。继发性闭经属妇人三十六病中的痼疾，痼者难愈，故治疗颇为棘手。

　　肾虚血瘀、冲任失调是继发性闭经的基本病机，主要见于西医学的阿谢曼综合征、席汉综合征、闭经－溢乳综合征、多囊卵巢综合征、卵巢早衰，以及由精神心理因素引起的中枢神经及丘脑下部功能失常等。中医学一般将其分为虚实两类，虚者责之精血不足、血海空虚，实者责之冲任胞脉瘀阻，临床所见两者亦常相因为病。治疗继发性闭经多以"肾虚血瘀、冲任失调"立论。肾司天癸，主生殖，为人体之根本，内寓元阴元阳。女子"二七而天癸至，任脉通，太冲脉盛，月事以时下"是其常也。若因先天禀赋不足，或后天情志不节，劳欲过度，损伤肾精，肾气不实，可致使精难化血而月经停闭。正如《医学正传·妇人科》中所说："月经全借肾水施化，肾水既乏，则经血日以干涸而闭也。"《傅青主女科》亦记载："经水出诸肾。"由此可见，肾虚精亏，血无所化，血海空虚，无血可下是闭经的本质所在。任主胞胎，冲为血海，二脉俱通，月事应时而下。若因外感风寒，内伤生冷，七情郁结，为痰为瘀，凝滞经络，则可致冲任闭阻。《素问》曰："月事不来者，胞脉闭也。"杨上善注："胞者，冲任之脉，起于胞中，为络脉海，故曰胞脉也。"因此，瘀血阻滞冲任二脉是致使经闭不行的重要原因和必要条件。

　　补肾活血、调理冲任是基本治则。在继发性闭经的治疗中，依据肾虚血瘀、冲任失调的基本病机，以补肾活血、调理冲任为基本治则。常用方为二仙汤合桃红四物汤加减，以二仙汤补益肾精、平衡阴阳，桃红四物汤活血化瘀、调理冲任，藉以肾精充足，血化有源，瘀去脉通，血行有道。二仙汤药物组成有仙灵脾、仙茅、巴戟天、当归、白芍、知母、黄柏。此方以温肾阳、补肾精、泻相火、滋肾阴、调理冲任、平衡阴阳见长。方中仙灵脾、仙茅、巴戟天性温可温壮肾气以助推动之力，性柔可滋阴填精以补血气，温柔相合，刚柔相济，则阳气自复，阴精自生；精血同源，当归、白芍补肝养血，合用自有精血互生之妙；用知母、黄柏滋肾阴以制二仙等温燥之弊。合之桃红四物汤，则瘀去络通、冲任复常。在临床应用中，随证加减，颇为灵活。若见瘀血日久、瘀阻难通者加三棱、莪术、丹参、川牛膝等；腰酸腰痛明显者加川续断、生杜仲、怀牛膝等；气滞而见少腹胀痛者加香附、延胡索；睡眠不佳者加合欢皮、夜交藤；疲倦乏力者加生黄芪、陈皮；肾精亏损明显者酌加枸杞子、菟丝子、生地黄、熟地黄等；阴虚明显者加女贞子、旱莲草；湿邪较盛者加土茯苓、生薏苡仁，亦可合用四妙；便秘者加火麻仁、杏仁等，亦可酌用酒大黄；体态较胖属痰湿质者加清半夏、浙贝；脾虚者加茯苓、白术、鸡内金等；热象较明显者去仙茅。

病例举隅

刘某，女，40岁，已婚，2010年8月31日初诊。月经不调2年余，数月一至，量少色暗。末次月经2010年3月16日，至今5个月未潮，伴有失眠多梦，腰酸怕冷，多汗，白带正常，舌质紫暗，苔根稍厚，脉细弱。辨为肾虚血瘀、冲任失调之闭经，以二仙汤合桃红四物汤加减治疗。处方：

仙灵脾10g，巴戟天10g，当归10g，知母10g，黄柏10g，白芍10g，生地黄15g，川芎10g，桃仁10g，红花10g，土茯苓30g，怀牛膝15g。14剂，饭后服。

9月14日二诊：月经9月8日来潮，量中等，3日净，仍失眠多梦。

治拟前方去仙灵脾、巴戟天，加女贞子 15g，夜交藤 30g，意在滋阴填精、交通阴阳，再服 14 剂。

9 月 28 日三诊：失眠多梦显著改善，唯口干明显，治拟二诊方减红花为 6g，加茵陈 15g，生甘草 6g。14 剂，饭后服。

10 月 12 日四诊：正值经期，尚属正常，诸症亦平。

二仙汤合桃红四物汤是治疗月经不调的经验方，在继发性闭经的治疗中尤为常用。西医学认为，正常月经的表现有赖于丘脑 – 脑垂体卵巢轴的正常协调，有研究显示二仙汤主要是通过调节丘脑 – 垂体 – 卵巢轴的功能，促进自身性腺分泌性激素增加，从而改善因性激素分泌减少而引起的子宫、卵巢等器官的萎缩。临床上应衷中参西，根据闭经肾虚血瘀、冲任失调的基本病机以二仙汤合桃红四物汤补肾活血、调理冲任，可取得显著疗效。

第九节　四物汤类合方治疗妇科疾病

四物汤由熟地黄、当归、川芎、白芍 4 味药组成，即张仲景《金匮要略·妇人妊娠病脉证并治》中的胶艾汤去阿胶、艾叶、甘草而成，用于治疗冲任虚寒所导致的妊娠下血、腹中疼痛。以四物汤命名始见于宋代《局方》，用于治疗妇人月经不调、崩中漏下、胎动不安、产后恶露不下等症，成为补血调经的妇科药方。后经元、明代的医家进一步引申发展，推广应用，至今更加广泛地运用于临床。方中熟地黄甘、温，味厚质润，入肝肾经，功擅滋养阴血、补肾填精，为补血要药，《本草备要》载其能"平补肝肾，养血滋阴"；当归甘、辛，温，《神农本草经》谓其"主妇人漏下无子"，《名医别录》称其能"止痛，除客血内塞"，《日华子本草》记载当归能"去恶血，养新血"；白芍酸、苦，微寒，《本草备要》称其能"补血、泻肝、敛阴，又能入血海而至厥阴"；川芎辛、苦，温，芳香走窜，《本草备要》载"其能补血润燥"，《药性赋》谓其"下行血海，养新生之血调经"。全方动静相宜，补血而不滞血，行血而不伤血，温而不燥，滋而不腻，为补血调血之良方。

与他方相合治疗妇科疾病要旨：第一，适用范围广，无论是孕前保健，或是月经、妊娠诸疾，抑或产后调理、妇人杂病，皆以四物汤为基础方，根据兼症灵活化裁。第二，合方之时必先抓主症，由于"妇人纯阴，以血为先天"，故"血虚兼瘀"为必备症状，再综合临证所见诸症全面分析，以断病机所在。常用的四物汤及其合方要点见下表。

相合方剂	功效	主症及主要兼证	病机
归脾丸	益气补血、健脾养心	月经提前，量少色淡，体倦少食，失眠心悸	脾不统血、心脾两虚
二至丸	滋补肝肾、凉血止血	经量少，色鲜红，质黏稠，腰酸耳鸣，手心热	肝肾阴虚血热
丹栀逍遥散	疏肝清热、化瘀止血	月经提前，排除不畅，紫红血块，胸胁胀满，小腹胀痛，烦躁易怒	肝郁血热
失笑散	活血化瘀、散结止痛	经血色暗，质稠血块，小腹胀满，块下痛减	瘀阻胞宫

续 表

金铃子散	活血行气止痛	腹痛较剧烈	肝郁化火
四妙丸	清热利湿止血	经量少、质稠、秽臭，带下色黄，小便黄，腰腹胀痛，经血淋漓不净	湿热客于胞宫
桂枝茯苓丸	活血化瘀、缓消癥块	少腹癥块，血色紫黑，晦暗，腹拒按	瘀血内结胞宫
增液汤	滋阴润燥	经量少，行经短，质稠，便秘，口渴，舌干红	津亏血少
酸枣仁汤	养血安神、清热除烦	经少，色红质稠，虚烦，失眠，咽干口燥，脉弦细	肝血不足、虚热内扰
黄连阿胶汤	滋肾育阴、宁心安神	经少，色红质稠，心悸怔忡，失眠多梦，健忘	心肾不交
甘麦大枣汤	养心安神、和中缓急	精神恍惚，悲伤欲哭，心烦失眠	心阴不足、肝气失和
生脉散	益气敛阴生津	心悸，体倦，气短，咽干，舌红，脉虚数	气阴两虚、心失所养
二仙汤	阴阳并补、调冲任、泻肝火	体倦，腰酸腿软，阵发烘热，有时怕冷，心烦，自汗	阴阳俱虚、虚火上炎

　　以上简要列举了四物汤与10余首方剂的相合要点，乃举其大要尔。合方之时务求病机相合，主症兼症相适。孕前调养一般以补气养血益肾为主，再结合个体特征，或疏肝，或健脾；对于月经不调多补血、活血化瘀，或疏导，或补涩；对于产后病的治疗则根据亡血伤津、瘀血内阻、多虚多瘀的特点，本着"勿忘于产后，亦勿拘于产后"的原则，结合病情进行辨证论治；而对于妇人杂病则总以燮理阴阳为主。对于相合方剂，甚至于四物汤皆应灵活化裁，不可拘泥原方。而合方的数量，临证时取两方相合有之，取三四方相合者亦有之，总以切合病机为要。

　　在合方基础上用药亦需十分精当：若血块夹瘀、色紫黏稠、腹痛者，加桃仁、红花、香附；兼便秘者，加杏仁、桃仁、火麻仁、瓜蒌、枳实；月经淋沥不止者，加藕节、仙鹤草、地榆炭、地骨皮、牡丹皮清热凉血止血；月经量少色淡、体倦肢乏、食欲不振者，在与四君子汤相合的基础上重用生黄芪益气补血摄血，而四物汤加党参、黄芪，即是《医宗金鉴》之圣愈汤；经期头痛者，加柴胡、黄芩、清半夏、蔓荆子；兼痤疮或色斑者，加桑白皮、地骨皮、牡丹皮、白鲜皮、蒲公英、败酱草凉血透热、清热解毒；心烦者，加竹茹、炒栀子；有子宫肌瘤、息肉者，加莪术、浙贝母、夏枯草、鳖甲、苍术、半枝莲解毒软坚散结；由宫外孕继发的输卵管不通，常加用细辛、蜈蚣、王不留行；头晕目涩、耳鸣多梦者，加菊花、石斛、磁石、牛膝；夜尿频多者，加桑螵蛸、益智仁、菟丝子、覆盆子、川续断、牛膝补肾、固脬、缩尿；脱发者，加何首乌、菊花、黑芝麻、枸杞子、泽泻；月经数月不至者，常用二仙汤合二至丸燮理阴阳、调补冲任。

病例举隅

　　刘某，女，35岁。患慢性盆腔炎半年余，中西医治疗乏效。自诉平素小腹疼痛，月经来潮则痛剧且伴腰痛，无血块，每次来潮当天经量多，次日则转少，淋沥不断达半月之久，颇以为苦。现正值经期第 8 天。近日因家庭琐事与人争吵而致失眠。视其面色少华，舌暗红，苔薄白，诊其脉弦细略数。辨为血弱热伏、上扰下迫。治以四物汤加味：

生地黄 10g，熟地黄 10g，当归 10g，白芍 10g，川芎 10g，牡丹皮 10g，地骨皮 10g，陈皮 10g，远志 10g，川续断 15g，怀牛膝 15g，香附 15g，藕节 15g，茯神 15g，生黄芪 30g，仙鹤草 30g，炒酸枣仁 30g，蒲公英 30g，土茯苓 30g。7 剂，水煎服。

7 天后，病人复诊，自诉服药第 4 天经血已止，现小腹疼痛及失眠亦有所好转。继以上方加减，先后 7 诊，最终告愈。随访未复发。

按语：此即四物汤与酸枣仁汤合用，方中亦包含了张景岳的逍遥饮。四物汤补血活血，补而不滞；牡丹皮、地骨皮泄血中伏火；川续断、怀牛膝补肾强腰；仙鹤草、藕节凉血化瘀止血；生黄芪补气以生血；香附疏肝调经止痛，为妇科要药；蒲公英、土茯苓清热解毒祛湿；远志、茯神、炒酸枣仁补血宁心安神；少佐陈皮鼓舞胃气，以行药力。全方针对病情，标本兼顾，故效如桴鼓。

附　篇

索引

方剂索引

图书在版编目（CIP）数据

知道合方：合方临床三十年得失录 / 贾春华主编 . —北京：中国中医药出版社，2019.3（2020.1 重印）

ISBN 978 – 7 – 5132 – 5449 – 6

Ⅰ.①知…　Ⅱ.①贾…　Ⅲ.①方剂—临床应用—研究　Ⅳ.① R289

中国版本图书馆 CIP 数据核字（2018）第 301921 号

中国中医药出版社出版

北京经济技术开发区科创十三街 31 号院二区 8 号楼

邮政编码　100176

传真　010-64405750

河北新华第二印刷有限责任公司印刷

各地新华书店经销

开本 710×1000　1/16　印张 17.25　字数 217 千字

2019 年 3 月第 1 版　2020 年 1 月第 2 次印刷

书号　ISBN 978 – 7 – 5132 – 5449 – 6

定价　68.00 元

网址　www.cptcm.com

社 长 热 线　010-64405720

购 书 热 线　010-89535836

维 权 打 假　010-64405753

微信服务号　zgzyycbs

微商城网址　https://kdt.im/LIdUGr

官 方 微 博　http://e.weibo.com/cptcm

天猫旗舰店网址　https://zgzyycbs.tmall.com

如有印装质量问题请与本社出版部联系（010-64405510）